Quinta Edición

Decisiones Difíciles para los Seres Queridos

RCP,

alimentación artificial,

medidas paliativas,

y el paciente

con una enfermedad

que amenaz~

su vi~

Por Hank Dunn
Capellán

Traducido por
Matilde J. Farren
Chevy Chase, Maryland

Este libro ha sido publicado por:
A & A Publishers, Inc.
43608 Habitat Circle, Lansdowne, VA 20176-8254
Tel. (571) 333-0169 • *Fax* (571) 333-0167
Hoja electrónica- www.hankdunn.com
Correo electrónico - info@hankdunn.com
Si desea información sobre copias al por
mayor, comuníquese por teléfono o por correo

This booklet is published by:
A & A Publishers, Inc.
43608 Habitat Circle, Lansdowne, VA 20176-8254
Tel. (571) 333-0169 • *Fax* (571) 333-0167
Website - www.hankdunn.com • *Email -* info@hankdunn.com
Write or call for information on purchasing bulk copies.

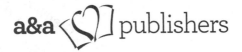

Foto de tapa: Bahía de Chesapeake, por Helmuth Humphrey
Diseño de tapa: Paul A. Gormont, Apertures, Inc., Sterling, VA

Índice

Consulte nuestra hoja electrónica:
www.hankdunn.com
donde encontrará
Agradecimientos
Enlaces a recursos y ayuda con los temas de este libro
Enlaces a la mayoría de las referencias citadas en las Notas al final
Información para adquirir copias de

Decisiones difíciles para los seres queridos
en inglés, español y chino
y
Light in the Shadows: Meditations While Living with a Life-Threatening Illness [Una luz en la sombra: Meditaciones sobre la vida con una enfermedad que amenaza la vida] por Hank Dunn

Acerca del autor

Desde 1983 Hank Dunn presta servicio pastoral a pacientes en el final de la vida y a sus familiares. Ha sido capellán en la residencia Fairfax Nursing Center, y capellán de planta de Hospice of Northern Virginia, ahora llamado Capital Hospice.

Hank se graduó de la Universidad de Florida y recibió su Maestría en Estudios Eclesiásticos en el Southern Baptist Theological Seminar en Louisville, Kentucky. Tras cinco años de ministerio a la juventud en una iglesia muy tradicional en Macon, Georgia, se trasladó a la zona de Washington, DC, donde se integró a la nada tradicional Iglesia del Salvador. Durante un año trabajó de carpintero y durante cuatro años dirigió un ministerio urbano antes de hacerse cargo de una capellanía en 1983.

El Sr. Dunn ha sido presidente del capítulo de la región norte de Virginia de la Alzheimer's Association. Ha integrado la Comisión de Ética del Reston Hospital Center y de la Junta Asesora de la Capellanía en el Loudon Hospital Center. Sigue como capellán voluntario en Loudon Hospital y en Servicios Médicos Pisquiátricos para adultos de Loudon. Durante varios años el Capellán Dunn ofreció sus servicios voluntarios en Joseph's House, una residencia para hombres con SIDA que en algún momento no tuvieron techo. También es Asistente Pastoral de su comunidad de fe, la Iglesia Bautista de Vienna, VA, donde tiene una participación especial en la casa de retiros Lost River Retreat Center en el estado de WestVirginia.

A fin de explicar a pacientes y sus familias algunas de las decisiones que rodean el final de la vida, Hank Dunn preparó un librito que pudiera entregarles a fin de darles una oportunidad de reflexionar sobre los asuntos tratados. Más tarde se le ocurrió enviarlo a otras instituciones, para ver si les interesaba comprarlo para las personas a las que ellas atendían. Desde su primera edición en 1990, se han vendido más de 3 millones de copias de la versión en inglés, *Hard Choices for Loving People*. La obra se usa además en más de 6.000 hospitales, residencias de ancianos, comunidades de fe y programas Hospice en todas partes del país. Su segunda obra, *Light in the Shadows: Meditations While Living with a Life Threatening Illness* se publicó en 2005. Se trata de una serie de reflexiones sobre aspectos emocionales y espirituales hacia el final de la vida.

Hank Dunn dicta conferencias frecuentes sobre temas relativos al final de la vida. Es aficionado al tenis, a los kayaks y a las caminatas.

Introducción

Con motivo de cumplir sus 102 años, visité a Mabel en su habitación de una residencia geriátrica para preguntarle cuál era su secreto para alcanzar una larga vida. Dado que era esposa de un religioso, yo esperaba que me respondiera con alguna frase común como "una vida sana" o "confiar en Dios". Pero no, ella era más sabia que eso. Sin dudar, me respondió "¡Seguir respirando!". Ojalá fuera tan sencillo. Si queremos seguir viviendo, simplemente "seguimos respirando". O cuando ya no hay esperanza de recuperarse de una enfermedad "dejamos de respirar". La vida real no es tan sencilla para los pacientes internados en hospitales, residencias o programas de Hospice, o para aquéllos que se encuentran avanzando hacia el final de una larga disminución de la salud.

Durante la mayor parte de nuestra vida, las decisiones sobre tratamiento médico son, efectivamente, bastante sencillas. Nos enfermamos. El médico prescribe un tratamiento. Puesto que no podemos sino mejorar con las órdenes del médico, las cumplimos y recuperamos la salud. Pero, a medida que nuestro estado de salud desmejora, las decisiones médicas se tornan cada vez más complejas. Los pacientes que tienen varios problemas médicos, que dependen de terceros para su atención diaria, como los residentes en hogares de ancianos, o que enfrentan una enfermedad incurable, a menudo enfrentan decisiones difíciles sobre su tratamiento.

La dificultad está en que para los pacientes con enfermedades que les amenazan la vida, incluidos los que padecen de afecciones crónicas, algunos tratamientos ofrecen beneficios escasos. Al mismo tiempo, dichos tratamientos pueden ser dolorosos o aumentar la dificultad de seguir viviendo. Cuando tomamos decisiones, debemos comparar constantemente los posibles beneficios con la carga que puede imponer un plan de tratamiento dado. Algunas veces las personas llegan a la conclusión de que la carga es más pesada que los beneficios, razón por la cual rehúsan un tratamiento determinado. Otras personas opinan que aun por un pequeño beneficio potencial vale la pena enfrentar una carga considerable. Las generaciones actuales son las primeras que deben elegir entre alternativas difíciles sobre decisiones médicas que pueden prolongar la vida. Los adelantos médicos modernos como los respiradores, las sondas de alimentación y la resucitación cardiopulmonar (RCP, en inglés CPR), han aumentado las probabilidades que tienen unas pocas personas de sobrevivir tras un accidente, un ataque cardiaco o un derrame cerebral. Sin embargo, la salud deteriorada de los pacientes con varios problemas médicos y los que padecen una enfermedad terminal, hacen que sus perspectivas de supervivencia sean mucho menos favorables que las del público en general. Por lo tanto, es muy importante que todos estos pacientes con enfermedades mortales y sus familias hablen acerca de los procedimientos que prolongan la vida.

Las cuatro decisiones más comunes

Esta publicación tiene por finalidad ofrecer orientación a los pacientes y sus familias que enfrentan "decisiones difíciles" sobre la atención de la salud. Las "decisiones difíciles" se resumen en cuatro preguntas que requieren decisiones sobre tratamiento[1]: (1) ¿Se intentará la resucitación? (páginas 11 a 16); (2) ¿Se utilizarán alimentación e hidratación artificiales? (páginas 17 a 28) (3)¿Debe hospitalizarse a un residente de un hogar geriátrico o alguien que está enfermo en su casa? (páginas 39 a 41) y (4) ¿Es hora de cambiar los objetivos del tratamiento, de curación a medidas paliativas únicamente? (páginas 29 a 38) Aparte de estas cuatro decisiones más comunes, también debe prestarse atención al asunto de los respiradores (páginas 41 a 43), la diálisis (páginas 43 a 44), los antibióticos (páginas 44 a 45) y el control del dolor (páginas 45 a 46). En todo este libro, se considerará en qué forma estos tratamientos afectan a los niños con enfermedades o a pacientes con demencia (por ejemplo la enfermedad de Alzheimer). Una vez que lea cuidadosamente estas páginas, tal vez usted desee discutir su contenido con su médico y con su familia. El propósito de este libro es darle a usted suficiente información para que pueda tomar una decisión fundamentada.

Si bien me apoyo en mi experiencia profesional y a menudo me remito a la investigación médica, sólo hago sugerencias generales sobre opciones de tratamiento que uno puede considerar. Recomiendo que los tratamientos médicos se discutan con el médico y otros profesionales de la salud que conozcan su caso particular. Yo sólo puedo escribir sobre mis experiencias con casos médicos específicos, los cuales pueden o no ser similares a los que usted quizá experimente. Todas las situaciones que describo son verdaderas, pero a veces he cambiado los nombres para proteger la intimidad de las personas.

Objetivos de la atención médica

Antes de pensar en procedimientos médicos que tal vez prolonguen la vida, primero es necesario establecer el objetivo que se busca con el tratamiento médico.[2,3] La pregunta es "Dadas las condiciones del/la paciente ¿qué resultado es razonable esperar del tratamiento médico?" Una vez que el paciente (o la persona encargada de adoptar decisiones por él) y el equipo médico convienen en una meta, el equipo médico puede recomendar maneras de alcanzarla.

A continuación se citan tres posibles objetivos del tratamiento médico:

1. Curación. En la actualidad, prácticamente todo el tratamiento de la salud va orientado hacia la prevención o la curación de las enfermedades. Nos enfermamos. El médico receta un tratamiento. Nos curamos.

2. Estabilización de la función. Muchas enfermedades no se curan, pero la intervención médica puede estabilizar la función del paciente, es decir que impide temporalmente que la enfermedad empeore. No tenemos cura para la diabetes, pero una persona puede tomar insulina durante el resto de su vida y funcionará bastante bien. Conocí a un hombre de 32 años que padecía de distrofia muscular y respiraba con la ayuda de un respirador mecánico. Usaba una computadora activada por la voz, era un ávido aficionado a los deportes y tenía un gran sentido del humor. Su tratamiento no le ofrecía cura, pero le permitía funcionar a un nivel que a él le resultaba aceptable. He conocido a varios residentes de hogares de ancianos cuyos riñones deficientes los obligaban a dializarse tres veces por semana en hospitales locales. Estos tratamientos pueden considerarse intervenciones médicas apropiadas, aun cuando no ofrecen esperanza de cura.

3. Preparación para una muerte cómoda y digna. Éste es el método de Hospice, o de "paliativos únicamente". Todos los pacientes de diálisis que acabo de mencionar llegaron al punto en que ya no podían estabilizarse con el tratamiento, por lo cual el procedimiento se suspendió y murieron poco tiempo después con los cuidados necesarios para mantenerlos cómodos. "Prepararse para una muerte cómoda y digna" es un cambio de enfoque y de metas, alejado de la orientación de casi todo el tratamiento médico que se administra en la actualidad. Es un cambio con respecto a la instrucción que recibe la mayoría de nuestros médicos, y también de la misión de los hospitales, cuya misión principal es curar a los pacientes.

A veces los objetivos pueden combinarse. He visto a muchos pacientes que adoptan la postura de "prepararse para una muerte cómoda y digna" frente a un cáncer terminal, pero deciden "curarse" de una neumonía con antibióticos. Otros en las mismas circunstancias ni siquiera aceptan los antibióticos.

A veces los objetivos cambian con el cambio de condición del paciente. Una vez le pregunté a un hombre que respiraba con la asistencia de un respirador artificial cuándo querría que le pararan el aparato para que pudiera morir de una muerte natural. La respuesta fue "Cuando esté como mi compañero de cuarto, que no responde a nada".

Una manera de averiguar si un tratamiento puede lograr el objetivo deseado es probarlo por un tiempo. Es posible probar un tratamiento por un tiempo para ver si se logra la cura o la estabilización aplicando la llamada "prueba por un tiempo limitado", y reevaluar al final de la prueba (ver página 27).

Durante mi primer verano como capellán de Hospice recordé una vez más la importancia de establecer metas antes de comenzar. Habíamos admitido una paciente nueva un viernes. El lunes siguiente tenía dos llamadas urgentes en el contestador telefónico, una de una enfermera y la otra de una asistente social. Las llamadas decían algo como "Hank, tenemos una paciente nueva que está cerca de la muerte y su hija quiere que se haga todo lo posible para salvarla, incluida la RCP y el respirador artificial. ¿Puedes ayudar?" Por cierto la paciente estaba muy grave, y moriría en menos de una semana, independientemente de qué tratamiento se le administrara. Dependía totalmente de su hija para su atención. Acababan de darla de alta en el hospital después que pudieron quitarle el respirador, pero todavía recibía su alimento a través de una sonda de alimentación.

La "dificultad" de estas decisiones no tiene mucho que ver con los aspectos médicos, legales, éticos o morales del proceso de adopción de la decisión. La verdadera lucha es emocional y espiritual.

Cuando llegué a la casa, la paciente estaba en una silla reclinable en el medio de la sala de estar de la familia. No podía hablar ni levantar la mano, aunque escuchaba y parecía entender lo que pasaba a su alrededor. Al final de la visita le pedí a la hija que me acompañara al coche para entregarle una copia de *Hard Choices*. Aproveché la oportunidad para tratar de convencerla de que no tomara medidas heroicas para salvar a su madre. Hablamos un rato y luego, con lágrimas corriéndole por las mejillas, declaró "Lo único que quiero es que mi madre muera en paz aquí en casa". Le contesté "Podemos ayudarla, pero sin la intervención de la patrulla de rescate y sin conectar a su madre a ningún aparato".

Me retiré. Unas horas más tarde recibí una llamada de la hija, que preguntaba "¿Cuánto tiempo lleva hasta que una persona muere si se le suspende la alimentación artificial?" Le contesté lo que yo sabía por mi experiencia y le aseguré que, si se decidía a suspender la alimentación artificial, mantendríamos a su madre cómoda. Yo no había mencionado la posibilidad de suspender la alimentación por sonda. Ella misma había establecido el objetivo: "Lo único que yo quiero es que mi madre muera en paz aquí en casa". Recién entonces pudo pensar en que tal vez la sonda de alimentación no fuera compatible con una muerte en paz. No hubo necesidad de tomar decisión alguna, pues su madre murió pacíficamente en su casa tres días más tarde. Una vez que se fijó una meta, pudo dar lugar a una muerte en paz.

Una vez que la meta está fijada, es posible analizar los detalles específicos de los tratamientos que se mencionan en esta obra.

En mis casi tres decenios de capellán en una residencia geriátrica para pacientes terminales y en hospitales, he estado al lado de pacientes muy enfermos y he hablado de estas alternativas con sus familias en los pasillos de la institución. El contenido de este libro proviene no solo de la investigación sino también de la experiencia directa. Estoy convencido de que la "dificultad" de estas decisiones no tiene mucho que ver con los aspectos médicos, legales, éticos o morales del proceso de adopción de la decisión. La verdadera lucha es emocional y espiritual. A la gente le cuesta desprenderse y dejar que la vida siga su curso. Estas son decisiones del corazón, no sólo de la cabeza. En el capítulo final doy mi punto de vista sobre estas decisiones, especialmente sobre el debate interior espiritual y emocional.

Capítulo uno

La resucitación cardiopulmonar

En este capítulo se contestarán las siguientes preguntas:

¿Hasta qué punto se obtienen buenos resultados de los esfuerzos por reanimar el corazón?

¿Es posible saber con anticipación cuáles son los pacientes con menos probabilidades de reanimación mediante la resucitación cardiopulmonar?

¿Cómo pueden los pacientes comunicar sus deseos si prefieren que no se los reanime artificialmente?

En los años sesenta los investigadores encontraron un método de rescatar a víctimas de "muerte súbita", llamado Resucitación Cardiopulmonar (RCP). Básicamente, la RCP se emplea cuando el corazón de una persona deja de latir o se le detiene la respiración, o ambos. El socorrista aplica presión en el tórax con las manos, con lo cual comprime el corazón, al tiempo que sopla aire en la boca del paciente, llenándole los pulmones. La RCP salva miles de vidas todos los años.

En sus orígenes, la RCP fue pensada para situaciones en las cuales la muerte era accidental, como en casos de personas ahogadas o electrocutadas, o cuando una persona que no tenía otros problemas de salud sufría un ataque cardiaco. Algunas de las pautas originales hasta decían que en ciertos casos no se debía emplear la resucitación cardiopulmonar. "La RCP no se indica en ciertas situaciones, como los casos de enfermedad incurable irreversible, en los cuales la muerte no es un imprevisto... **La resucitación en estos casos puede representar una violación positiva del derecho de una persona a morir con dignidad**".[4] En la actualidad, la RCP es un procedimiento normal en hospitales y residencias geriátricas para todos los pacientes que sufren paros cardiacos o respiratorios, salvo en los casos en que se han dado órdenes limitando su uso.

Tasas de supervivencia con la RCP

Si el corazón de un paciente internado deja de funcionar, se anuncia un "código" al cual responde un equipo especializado. El tratamiento puede incluir RCP, descargas eléctricas al corazón, administración de medicamentos intravenosos y el uso de un respirador artificial. Aproximadamente un 35 por ciento de los pacientes internados cuyo corazón o respiración se detienen[5] y tres por ciento de los residentes en un geriátrico en condiciones similares,[6,7] reciben intentos de reanimación.

Se han realizado 133 estudios médicos sobre el uso de la RCP en hospitales en un período de 33 años.[5] Los estudios hallaron que de los 26.095 pacientes a los que se intentó reanimar, 3.968 o 15,2 por ciento, sobrevivieron hasta que se les dio de alta en el hospital. Con el paso de los años esta tasa de supervivencia se ha mantenido igual.[8-11]

Pacientes con menores probabilidades de sobrevivir (menos de 2 por ciento):

- aquéllos que tienen más de uno o dos problemas médicos
- aquéllos que no llevan una vida independiente, es decir que necesitan de otros que los atiendan o que viven en una residencia de cuidado a largo plazo, por ejemplo una residencia geriátrica
- aquéllos que tienen una enfermedad terminal.[12]

La RCP en las residencias geriátricas

Las residencias geriátricas tienen profesionales de guardia adiestrados para administrar RCP. Si se comienza el procedimiento, el personal llamará al teléfono de emergencias 911, a lo que responderá la patrulla de rescate. Una vez en el lugar, los paramédicos se hacen cargo de la atención del paciente. La RCP continúa hasta que al paciente se lo traslade a la sala de emergencia más cercana, donde el personal hará todo lo que pueda para volver el paciente a la vida. Las medidas pueden incluir la continuación de la RCP, choques eléctricos o el uso de un respirador artificial. Una vez en la sala de emergencia, es posible que al paciente se le conecten aparatos mecánicos para que siga respirando por una sonda insertada en la boca y la tráquea. La llamada al 911 significa que se hará todo lo posible para resucitar al paciente. Nosotros, como comunidad, debemos saber que la patrulla de rescate responderá con la mayor rapidez y agresividad posibles para salvar vidas.

Las investigaciones realizadas en residencias para ancianos indican que sólo 0-2 por ciento de los pacientes a los que se intenta reanimar sobrevive. **¿Por qué la RCP ofrece tan poca esperanza de beneficios médicos para el residente anciano y débil de un geriátrico? La mayoría de las características que determinan un pronóstico desfavorable de supervivencia en un hospital se aplica también a los residentes de instituciones geriátricas.**[13-16] Por definición, estas personas no viven de manera independiente porque su salud en general no es buena. La mayoría de ellos tiene varios problemas médicos.

Algunos preguntan "¿Podríamos intentar RCP en la residencia y no transferir al paciente a la sala de emergencias, donde se le administra tratamiento más agresivo?" Éste no es el procedimiento normal, y por buenos motivos. Los profesionales de la residencia de ancianos quieren recibir todo el apoyo posible si tratan de revivir a una persona. Ese tipo de apoyo solo proviene de la patrulla de rescate, y solamente el equipo de tratamiento avanzado en una sala de emergencias puede determinar si han fracasado todos los intentos de reanimación. Una vez desencadenado el proceso, es muy difícil detenerlo hasta que no se hayan agotado las posibilidades. Si los procedimientos dan los resultados deseados, el paciente deberá permanecer en el hospital para que se le administren los cuidados necesarios.

Efectos negativos de la RCP

Como la mayoría de los procedimientos médicos, la RCP tiene algunos efectos negativos. Es posible que a un paciente frágil se le quiebren las costillas o se le perforen el bazo o un pulmón, debido a la fuerza que hay que aplicar durante el procedimiento. Si el paciente pasa demasiado tiempo sin oxígeno, sufrirá daño en el cerebro. El daño puede ir desde cambios sutiles en el intelecto y la personalidad del paciente, a la pérdida permanente del conocimiento ("estado vegetativo persistente").[17] Debido a los acontecimientos que se desencadenan cuando se inicia la RCP, es posible que a una persona se le aplique respiración artificial aun cuando ella no lo hubiera deseado. Para muchos pacientes, el riesgo de supervivencia prolongada "a fuerza de aparatos" en presencia de lesión cerebral grave es un problema muy serio. Asimismo, la RCP reduce seriamente la posibilidad de una muerte serena.

La RCP y el paciente con una enfermedad que amenaza su vida

Algunos pacientes pueden beneficiarse con la RCP.[5] Una discusión franca con su médico puede ayudar al paciente a evaluar los posibles beneficios.

Pero para aquéllos que se encuentran entre los "pacientes con menores probabilidades de sobrevivir" los beneficios médicos de la RCP son mínimos. Para reiterar, este grupo incluiría (1) a pacientes con múltiples problemas médicos, (2) a los que tienen una enfermedad terminal, y (3) a los que dependen de otro para su cuidado, incluidos los residentes a largo plazo de instituciones geriátricas. Para decidir si se acepta o se rechaza la RCP, uno debe considerar la situación. **Una vez que un paciente en las condiciones mencionadas sufre un paro cardiaco o respiratorio, existe una mínima probabilidad de que el corazón funcione de nuevo, y casi ninguna de que sobreviva la hospitalización que le sigue.**

La fragilidad que acompaña al empeoramiento del estado de salud que es común entre estos pacientes contribuye a este pronóstico de escasas probabilidades de supervivencia. Aun cuando el paciente sobreviva al episodio que requirió la RCP, las probabilidades de supervivencia en el largo plazo son escasas y lo más probable es que la condición del individuo sea mucho peor que antes. Dados estos factores, muchas personas eligen que no se les aplique la RCP como parte de su tratamiento médico. Otras piensan que la RCP ofrece alguna esperanza de supervivencia y que se deben hacer todos los esfuerzos para salvar la vida de una persona, independientemente de su edad, estado médico y pronóstico.

La RCP en los niños

Está comprobado que la edad no es un factor en el éxito de la RCP. Algunas de las mismas circunstancias que inciden en el fracaso de los esfuerzos de resucitación en la población general, se aplican a los niños. Los niños con mal funcionamiento de varios órganos o los que se encuentran en la fase terminal de una enfermedad tienen escasas probabilidades de sobrevivir a la RCP. Lo que dificulta la decisión de no intentar la reanimación en estos pequeños es la abrumadora sensación de pérdida para los padres y el personal médico. La orden de "no reanimar" dada por un padre o una madre simboliza la pérdida del futuro del niño y de las esperanzas de los padres. El médico y otros trabajadores de la salud pueden ayudar a dilucidar los "aspectos médicos". Lo más difícil es desprenderse.

RCP es lo normal

Una vez admitido el paciente en un hospital o residencia de ancianos, se da por sentado que si el corazón deja de latir se le administrará RCP. Esta presunción en favor de la RCP es razonable, ya que cualquier demora en el inicio del procedimiento reduce en gran medida las probabilidades de éxito. Si una persona prefiere que no se le aplique el procedimiento, un médico debe redactar una orden limitando su uso. Algunas instituciones denominan esta orden "No hay código", "No RCP" "NR" ["no resucitar"], "NIR" ["No intentar resucitación"] o "PMN" ["Permitir muerte natural"]. Esta orden debe provenir de un médico, y a menudo la familia o el paciente deben pedirla expresamente. En la mayoría de los casos el personal o los médicos no tomarán la decisión de no resucitar sin antes hablar con el paciente o la familia, sea cual sea la gravedad de la enfermedad del paciente.

También se da por sentado que cuando se llama al número de emergencia 911 la patrulla de rescate que acuda intentará administrar RCP a toda persona que haya dejado de respirar o cuyo corazón haya dejado de latir. Muchos estados proporcionan un documento o brazalete que se le muestra al personal de emergencia si el paciente no quiere que se intente reanimarlo. Este documento, a veces llamado "Orden de no resucitar fuera del hospital" infunde confianza a la familia en el sentido de que puede llamar a la patrulla de rescate para pedir ayuda. La familia puede confiar en que el paciente recibirá ayuda que elimine el sufrimiento, al tiempo que no se corre el riesgo de que se intente reanimar a la persona o se la "conecte a mil aparatos".

Resumen

Un 15 por ciento de los pacientes hospitalizados a quienes se les practica la RCP sobrevive para ser dado de alta.

Los pacientes con varios problemas médicos, con una enfermedad terminal o que no pueden vivir independientemente sobreviven a la RCP en menos del 2 por ciento de los casos.

Los posibles efectos negativos del una RCP "con éxito" incluyen: fractura de costillas y perforación de los pulmones, daño cerebral, depresión, inconsciencia permanente, riesgo de que el paciente pase días conectado a una máquina, y reducción de la posibilidad de una muerte en paz.

Los pacientes, o aquéllos que toman las decisiones por ellos, pueden pedir que el médico ordene que no se intente la resucitación.

Capítulo *dos*

Hidratación y nutrición artificiales

En este capítulo se contestarán las siguientes preguntas

¿Qué peligros y beneficios presentan los tubos de alimentación?

¿Qué ventajas tiene la muerte sin sondas ni tubos de alimentación?

¿En qué consiste una prueba por un tiempo limitado?

Cuando un paciente ya no puede ingerir alimentos ni líquidos por la boca, en algunos casos puede superarse el problema con una sonda de alimentación. Por lo general las sondas son de dos tipos. La nasogástrica (NG) se inserta por la nariz y baja por el esófago hasta el estómago. Para el otro tipo se recurre a la gastrostomía, que consiste en la inserción quirúrgica de una sonda, que penetra la piel y entra directamente a la pared del estómago. De esta forma es posible administrar suplementos alimenticios líquidos, agua y medicamentos, o bien se los puede bombear con un dispositivo mecánico. A veces el segundo método se llama tubo GEP*. También existe el método menos común de NPT**, por el cual se inserta un catéter en una vena, a menudo en la caja torácica, y por allí se bombea un líquido que contiene nutrientes directamente al torrente sanguíneo, dejando de lado el aparato digestivo.

Las sondas de alimentación han beneficiado a miles de pacientes. Muchas personas, por ejemplo los pacientes de derrames cerebrales, necesitan la ayuda de una sonda de alimentación durante un período breve, hasta que puedan comer por la boca. Otros viven con una gastrostomía y disfrutan de la lectura, la

---

* Gastrostomía endoscópica percutánea.
** Nutrición parenteral total.

17

televisión o las visitas de sus familiares. Yo tenía un paciente que había perdido la capacidad de tragar debido a un cáncer de la garganta y usaba una sonda de alimentación. Vivía solo y no podía cuidar de sí mismo porque tenía enfisema. Una vez le pregunté por la sonda. Me contestó "¡Espléndida! No tengo que salir de compras. No tengo que lavar cacerolas ni sartenes. Y puedo seguir viviendo en mi propia casa". Obviamente, él veía los beneficios de la sonda de alimentación.

Sin embargo, con frecuencia los pacientes frágiles y de edad avanzada internados en un hogar de ancianos o en un hospital nunca recuperan la capacidad de comer o beber. Algunas personas viven años con una sonda de alimentación. Aunque desconectada del respirador, Karen Ann Quinlan vivió más de diez años recibiendo nutrición e hidratación por una sonda. Rita Greene, quien no respondía a estímulo alguno, vivió 48 años en un hospital de Washington D.C. con la ayuda de una sonda de alimentación.[18]

Los pacientes que no dan una respuesta con sentido a lo que los rodea han sido descritos como pacientes en estado de inconsciencia permanente o pacientes en estado vegetativo persistente (EVP)[19,20] En la mayoría de los casos estos pacientes han sufrido daño cerebral debido a una interrupción del flujo sanguíneo al cerebro. Todas sus funciones vitales operan sin ayuda de aparatos, y lo único que necesitan para mantenerlos vivos es hidratación y nutrición artificiales. Muchas veces se trata de personas jóvenes que han quedado en ese estado a causa de un accidente automovilístico o deportivo. Como es de prever, existen diversas opiniones sobre la hidratación y la alimentación artificiales de pacientes en trance de muerte o que han perdido toda esperanza de vida. Hay muchas opiniones y se han realizado numerosos estudios de investigación sobre el uso de la hidratación y la nutrición artificiales, con el objetivo de averiguar si su uso ayuda a los pacientes, o por el contrario les resulta peor. [21-41]

A menudo la práctica normal es comenzar la alimentación por sonda de todo paciente que no puede ingerir suficientes alimentos ni agua por boca. A un paciente se le puede insertar un tubo de alimentación a menos que el paciente o su familia tomen una decisión consciente en sentido opuesto.

Hidratación artificial intravenosa (IV)

Un método común de hidratación, especialmente en los hospitales, es la administración de suero por vía intravenosa. Por conducto de una aguja o de un tubo de plástico (catéter) insertado en el brazo, el paciente recibe fluidos y medicamentos. El proceso de inserción de la aguja o el catéter puede ser molesto. Es posible que al paciente haya que cambiarle la aguja de lugar si la IV no funciona, o si han pasado 3 a 5 días, para evitar infecciones o irritaciones. Si los pacientes se arrancan los tubos, es posible que haya que atarles las manos. Para la mayoría de los pacientes, éstos son efectos negativos apropiados y aceptables.

Si bien este capítulo está dedicado principalmente a las sondas de alimentación, las inyecciones IV están relacionadas. Cuando se las emplea para la hidratación de un paciente que está cerca de la muerte, las IV se incluyen entre los tubos de alimentación artificial porque los dos métodos proveen hidratación artificialmente. Los pacientes y las familias deben considerar si el uso de la IV es apropiado en todas las circunstancias, especialmente cerca del final de la vida. Mucho de lo que sabemos acerca de la supresión de hidratación artificial en esta etapa de la vida es resultado de la observación de asistentes o familiares que atienden a pacientes cerca del final de la vida con y sin el uso de fluidos intravenosos.

Los efectos negativos de la alimentación artificial

Las sondas de alimentación no están libres de riesgos. Si la sonda se sale de su sitio o el paciente vomita fluidos que se depositan en los pulmones, puede sobrevenir una neumonía. La sonda también puede producir úlceras o infecciones. Al paciente que se arranca la sonda repetidamente probablemente se le administrará un sedante o se le amarrarán las manos para limitarle el movimiento. La inmovilidad hace de estos pacientes candidatos ideales para las llagas y el entumecimiento de brazos y piernas por falta de movimiento.

Más aun, los pacientes pueden sentirse más aislados con la alimentación artificial, porque pierden el contacto personal con alguien que se sienta a su lado y les da de comer tres veces por día. Una vez recibimos en mi institución a una paciente que había sufrido un derrame cerebral y venía del hospital con una sonda de alimentación artificial. La paciente respondía en alguna medida a sus asistentes y familiares. La familia acordó probar la sonda de alimentación por un año, y si no había mejoría, se interrumpiría el tratamiento y la dejarían morir. Al final del año, junto con la suspensión de la alimentación artificial, se le administró terapia del habla en un intento por que volviera a comer por la boca. La paciente no solo vivió otro año sin la alimentación artificial, sino que se le cambió la personalidad. Comenzó a interactuar y a sonreír más, y en general parecía gozar de mejor salud. Yo tengo conciencia de que éste es un solo caso, pero lo cito porque pudimos observarla con y sin la alimentación artificial. Estoy convencido de que la relación personal con la enfermera o asistente tres veces por día, más el agradable estímulo de la comida, le cambiaron la vida a esta mujer.[42]

El argumento en favor de la alimentación artificial en todos los casos

Hay quien mantiene que, no importa cuál sea el pronóstico de recuperación, siempre se debe usar el tubo de alimentación pues el agua y el alimento son derechos humanos básicos que no se le niegan a nadie. Los que abogan por esta postura a menudo conceden que el adulto capaz de tomar decisiones puede rechazar todo tratamiento médico, incluidas la nutrición y la hidratación artificiales.

Los que proponen el uso de la sonda de alimentación en todos los casos caracterizan el acto de no suministrar alimentación e hidratación artificiales como "matar de hambre a la persona". Por cierto, la persona que no recibe alimento ni agua morirá (aunque sería más preciso decir que morirá por deshidratación antes que por inanición)[43,44] Algunos describen la inserción de una sonda de alimentación como una simple administración de "agua y alimentos básicos", igual que la alimentación manual, lo cual por lo tanto no constituye intervención médica.[45] Además, dado que el paciente morirá en poco tiempo si se le quita la sonda, estas personas pueden argumentar que el retiro de la sonda significa poner fin a la vida de la persona, lo cual claramente va en contra de los fines propios de la medicina.[46]

Los argumentos en contra de la alimentación artificial en algunos casos

Muchas personas consideran que, en algunos casos, el uso de sondas de alimentación artificial causa efectos negativos desproporcionados y que no estamos obligados a usarlas. Muchos opinan que la alimentación por la fuerza de personas que padecen de una enfermedad terminal o de coma irreversible es una carga más que un beneficio. Si bien es cierto que el agua y los alimentos son esenciales para la existencia humana, no estamos obligados a reemplazar con un método artificial la función natural de alimentarnos. A las personas que que deciden que no prolongarán su vida con un respirador artificial se les "niega" el aire, y hay quien considera que la sonda de alimentación es igualmente invasiva para el paciente.

Las personas que abogan por eliminar las sondas de alimentación en algunas circunstancias consideran que la incapacidad de tomar alimentos por la boca es una afección médica terminal. Cuando no se recurre a la alimentación artificial se permite que ocurra una muerte natural, según este argumento.[47] Cuando una persona muere tras no habérsele administrado alimentos o fluidos artificiales, la muerte sobreviene a causa de la enfermedad o condición que hizo que la persona no pudiera comer, no de la falta de alimentación artificial. Por lo tanto, no se está introduciendo nada para "matar" al paciente, sino que se está permitiendo que evolucione el proceso natural de la muerte.[48] No alimentar por la fuerza a una persona significa no prolongar el proceso de la muerte.

En marzo de 1986, la Asociación Médica Estadounidense (en inglés, AMA, American Medical Association) emitió una declaración en la cual reconocía que, sin que ello infrinja la ética, un médico puede retirar todos los medios médicos de prolongación de la vida, incluida la administración de alimentos y agua, si el paciente ha entrado en un estado de coma irreversible. Los tribunales de muchos estados y la Corte Suprema de Justicia han apoyado esta opinión y permitido el retiro de tubos de alimentación. Entre las legislaturas estatales y la bibliografía médica está surgiendo el consenso de que la alimentación artificial como procedimiento médico se puede suspender.[43,49,50]

¿Causaría una muerte dolorosa la no administración alimentación artificial?

La idea de que la muerte después de que no se administró o se ha suspendido la hidratación y la alimentación artificial equivale a "matar de hambre a una persona" (y por ello causarle sufrimiento) es errónea. Sería más preciso describir la condición del paciente como deshidratación. El dolor o la incomodidad asociados con la malnutrición (inanición) no viene al caso aquí porque el paciente se verá afectado por la deshidratación mucho antes de que sufra alguna consecuencia por la falta de alimentación. Por lo tanto, el control del dolor debe atender al dolor que sufra un paciente deshidratado, así como el alivio del intenso dolor que resulte de otra condición, como por ejemplo el cáncer.

Una preocupación auténtica de todos los interesados es el control del dolor. Si a un paciente se le permite que muera por falta de alimentación artificial, ¿pueden reducirse al mínimo el dolor y la incomodidad? La respuesta es que sí.

Las personas que sufren de lesión cerebral "no pueden experimentar dolor ni sufrimiento".[20] Para los pacientes que muestran alguna respuesta, **existen medios de reducir el dolor agudo sin el uso de sondas de alimentación o hidratación por IV.**

Con todo, más allá del dolor agudo está la pregunta de si la muerte por deshidratación causa algún otro dolor o sufrimiento innecesarios. **Las pruebas médicas son muy claras en el sentido de que la deshidratación en la etapa final de una enfermedad terminal es una manera muy natural y compasiva de morir.[21-41]**

Beneficios de NO usar hidratación artificial (por ejemplo, IV o una sonda de alimentación) en un paciente moribundo:

- menos líquido en los pulmones, por lo tanto menos congestión, lo cual facilita la respiración;
- menos líquido en la garganta, por lo tanto menos necesidad de succionar;
- menos presión sobre los tumores, por lo tanto menos dolor;
- orina menos frecuente, por lo tanto menos necesidad de cambiar la ropa de cama y menos riesgo de llagas;
- menos retención de fluidos en las manos, los pies y el cuerpo del paciente en general. La introducción forzada de líquidos en un cuerpo que está dejando de funcionar puede causar una incómoda acumulación de fluidos.
- el cuerpo libera naturalmente ciertas substancias químicas que alivian el dolor cuando el cuerpo se deshidrata. Algunos hasta han descrito la experiencia como "una ligera euforia".[25] Este estado que ocurre cuando no hay insumo de alimentos también suprime el apetito y da una sensación de bienestar.

Los únicos síntomas incómodos de la deshidratación son la sequedad de la boca y la sed, los cuales pueden aliviarse con buen cuidado de la boca y trocitos de hielo o sorbos de agua, pero que no se alivian necesariamente con la hidratación artificial.

No importa cuál sea la decisión con respecto a los tubos de alimentación, el alivio del dolor y del sufrimiento son objetivos esenciales de cualquier equipo médico. El solo hecho de que no se haya tomado medidas heroicas, o de que se las haya retirado, no significa que se suspenda la atención normal y que no se trate de confortar al paciente. Al paciente siempre se le administrarán medicamentos contra el dolor, oxígeno o el tratamiento que se considere necesario para garantizar la mayor comodidad posible.

La diferencia entre omitir y suspender

Imagine el lector lo difícil que sería emocionalmente suspender la alimentación de una persona a la que se ha mantenido viva durante meses o años con una sonda de alimentación. Para la familia y el médico, semejante cambio de tratamiento significa un cambio de perspectiva. Una persona ha estado viviendo con una sonda de alimentación y ahora se toma la decisión de dejarla morir. No es imposible, emocionalmente, llegar al punto de retirar el tratamiento, pero sí es más difícil que comenzar por no administrarlo.

Desde los puntos de vista moral, ético, médico, y para la mayoría de las religiones, no hay diferencia entre omitir y suspender el tratamiento. Emocionalmente, hay un mundo de diferencia. Aunque pensemos que los médicos no toman decisiones ni formulan recomendaciones de acuerdo con sus emociones, es difícil que sugieran o acepten la decisión de suspender el tratamiento. Una vez conocí a una familia que deseaba suspender la alimentación artificial de un paciente, pero el médico me dijo: "No hubiera tenido problema alguno en no comenzar el tratamiento, pero ahora no puedo ordenar la suspensión". No hay nada en el derecho, en la medicina, en la ética ni en la moralidad que justifique esa postura. Si la retención del tratamiento hubiera sido aceptable en una etapa anterior, entonces únicamente los factores emocionales pueden justificar su continuación.[39]

> *Desde los puntos de vista moral, ético, médico, y para la mayoría de las religiones, no hay diferencia entre omitir y suspender el tratamiento. Emocionalmente, hay un mundo de diferencia.*

La dificultad que rodea la decisión de suspender el tratamiento recalca la importancia de que se piense y se hable de estos asuntos antes de que llegue la crisis. **Si un paciente o una familia saben que no quieren usar la alimentación artificial, lo mejor es no comenzarla. De todas formas, si se la comienza, se la puede retirar más adelante.**

La alimentación artificial y el paciente de demencia

El mal de Alzheimer y afecciones similares se caracterizan por el deterioro de una persona en el curso de varios años. En las primeras etapas de la enfermedad, puede que sea útil el empleo de una sonda de alimentación como medida temporaria en el caso de que ocurra una reducción del apetito o una pérdida de peso. La esperanza está en que el paciente recuperará su capacidad de tomar suficiente alimento y fluidos por la boca y entonces se retirará la sonda.

En el caso de la demencia avanzada, la investigación ha demostrado que la sonda de alimentación no le ofrece beneficios al paciente, aun cuando se la use temporariamente. La demencia es una enfermedad terminal. Igual que todas las afecciones terminales, la demencia tiene síntomas que indican cuando se acerca el final del proceso.

Uno de los problemas en la fase terminal de esta enfermedad es la dificultad para tragar, que a veces se ha tratado con tubos de alimentación. La verdad es que la alimentación artificial no prolonga la vida del paciente con demencia en sus etapas finales, y sólo agrega una carga mayor.[52]

Los signos de la última etapa de la demencia están bien documentados:[53-56]
- incontinencia
- pérdida progresiva del habla
- pérdida de movimientos intencionales
- dependencia completa para vestirse, comer y asearse
- desconocimiento de los seres queridos
- por último, dificultades para comer, hasta es posible la incapacidad de tragar.

Uno de los problemas de la alimentación por la boca es la posibilidad de que al paciente le llegue comida a los pulmones y se arriesgue la neumonía por aspiración. Algunos prefieren colocar un tubo de alimentación artificial para evitar las dificultades de la alimentación manual, con la esperanza de que se reduzcan, al mismo tiempo, las probabilidades de una neumonía. La alimentación cuidadosa (por ejemplo manteniendo la cabecera de la cama elevada y administrando alimentos blandos) puede reducir este peligro, aunque no lo elimina, pero el peligro tampoco se elimina con la alimentación por sonda. Algunos estudios indican que la neumonía es un peligro mayor con la sonda de alimentación.[53]

Muchos médicos y trabajadores de la salud piensan que puesto que el tubo de alimentación no prolonga la vida del paciente y por el contrario causa más problemas, se debe continuar con la alimentación manual y que la alimentación artificial no es apropiada.[53,56-76] Si bien la neumonía es un riesgo, los que prefieren pasar por alto la alimentación artificial la consideran un riesgo aceptable. **Ellos consideran que la dificultad para tragar es parte del final del proceso de una enfermedad trágica, y saben que la alimentación artificial no cura el problema de base, que es la demencia.**

En 1996, un examen[63] de 77 estudios realizados en 33 años halló que la alimentación por sonda de pacientes con demencia avanzada no ofrece absolutamente beneficio alguno, y en ciertos casos hasta causó daño. Los investigadores llegaron a la conclusión de que "No hemos identificado ningún dato directo con respecto a los indicadores citados que apoye la alimentación por sonda en pacientes con demencia con dificultades para comer". Varios estudios similares realizados en fecha más reciente llegan a las mismas conclusiones.[56, 66-72,77]

Datos sobre la alimentación artificial en pacientes con demencia avanzada (por ejemplo Alzheimer avanzado):

"La alimentación por sonda es un factor de riesgo de neumonía por aspiración.

No se ha demostrado que la supervivencia aumente por obra de la alimentación artificial.

No se ha demostrado que los tubos de alimentación prevengan o curen las lesiones por la presión que causa la permanencia en la cama.

No se ha demostrado que la administración de nutrientes por sonda reduzca la infección. Por el contrario, se ha demostrado que las sondas de alimentación causan graves infecciones locales y sistémicas.

Las funciones no han mejorado y los pacientes con demencia no se sienten más cómodos con la sonda, al tiempo que se han señalado decenas de efectos adversos".[63]

La alimentación artificial en los niños

Así como es difícil retirar la alimentación artificial o no iniciarla en una persona de 80 años, más difícil aun es esta decisión cuando se trata de un niño. Con personas mayores que siempre se han alimentado por su cuenta, por lo general podemos aceptar que cuando dejande comer es una señal de que se acerca el final de la vida. Pero un niño recién comienza a vivir. Tal vez las realidades médicas no sean diferentes entre un adulto y un niño gravemente enfermos... pero la sensación es diferente. Más aun, no esperaríamos que los niños pequeños o los lactantes se alimenten solos aun cuando gocen de buena salud. Por ello, la hidratación y la alimentación artificiales podrían considerarse una manera más de ayudarles a "comer". Desde las primeras horas de vida de un recién nacido, sus padres lo alimentan. Es difícil superar estos sentimientos cuando uno pondera el rechazo de la alimentación artificial.

En este caso, igual que con la RCP, la decisión de desprenderse no es fácil. Tenemos que dejar que nuestro hijo se nos vaya, junto con su futuro, nuestro futuro, nuestras esperanzas... todo esto es difícil.

Una prueba por un tiempo limitado

Los pacientes con dificultades para comer, o sus familias, deben al menos considerar varias opciones de tratamiento, a saber, el uso o no uso de sondas de alimentación, o bien una solución de compromiso en la forma de un tratamiento intermedio. **Una solución de compromiso es el uso de la sonda a manera de prueba durante un tiempo.**[1,34,65] Para ello, se debe llegar a un acuerdo con el médico, por el cual se probará la alimentación artificial durante un tiempo limitado, y si el paciente muestra escasa o ninguna mejoría, o no hay probabilidad de que recupere el reconocimiento o su capacidad de tragar, entonces se retirará la sonda. **Otro compromiso es el uso de la alimentación artificial como complemento de la alimentación por boca.** Yo conozco algunos pacientes que comen lo que pueden durante el día y tienen una sonda de alimentación por la noche.

Ya sea que usted se decida a favor o en contra del tubo de alimentación, encontrará muchas personas que comparten su opinión. Las dos opiniones existen entre religiosos, expertos en ética, políticos, enfermeros y médicos. Si el paciente no puede tomar la decisión, la familia tendrá que decidir por él y vivirá por el resto de sus días con la decisión tomada, lo cual puede ser una carga difícil. Estoy convencido de que la carga es pesada debido a la dificultad emocional y espiritual que experimentan las familias para separarse del ser querido. La medicina, el derecho, la ética y la moral se ven afectados por esta lucha emocional. Es comprensible que la gente luche frente a esta decisión, pues estamos tomando la decisión de separarnos de un ser que es importante para nosotros. Aun cuando desde el punto de vista médico sea sensata la decisión de que no se iniciará o se suspenderá la alimentación, sigue siendo una decisión difícil. En el capítulo final entro en más detalles sobre esto.

Resumen:

Las sondas de alimentación pueden ayudar a que muchos pacientes superen dificultades temporarias para comer, y algunos pacientes eligen su empleo en forma permanente después de haber perdido su capacidad de deglutir.

Es posible mantener a pacientes durante años con vida aun en estado de inconsciencia, pero las personas difieren en su opinión sobre la suspensión de la alimentación artificial.

La alimentación artificial no ayuda, y de hecho puede ser dañina, para pacientes en estado avanzado de demencia (como los pacientes en las etapas finales del mal de Alzheimer).

Se puede emplear un tratamiento por un tiempo, y suspenderlo si el tratamiento no ayuda al paciente.

Los pacientes en trance de muerte se sienten mucho mejor sin hidratación artificial.

Capítulo *tres*

Cura, a veces. *Paliativos, siempre:*
El programa para pacientes desahuciados Hospice, atención paliativa y la orden de que sólo se administren los cuidados que reduzcan la incomodidad del paciente

En este capítulo se contestarán las siguientes preguntas:
¿Cuál es el momento apropiado para prepararse para la muerte?
¿En qué consiste el movimiento Hospice?
¿Qué puedo hacer para asegurarme de que la muerte será pacífica?
¿Cuáles son los cuidados apropiados para un paciente con demencia en sus últimas etapas?

¿Cómo se sabe cuándo un procedimiento médico está convirtiendo el proceso de la muerte en algo antinatural y difícil, o cuándo ofrece la promesa de curación o liberación del dolor? ¿Cómo podemos prepararnos para la muerte de un ser querido y hacer que la experiencia tenga todo el significado posible, pero que al mismo tiempo sea lo menos dolorosa posible? El movimiento Hospice va a la vanguardia de la respuesta a estas preguntas. Nos ha enseñado que dejar que alguien muera naturalmente no significa que no se le dé tratamiento o que no se le ame.

Si bien la participación en el programa Hospice ofrece grandes beneficios al moribundo y sus familiares, es posible hacer lo mismo en el hogar o en una residencia de ancianos, sin el programa Hospice. En un hogar de ancianos, esta postura se caracteriza por lo general por la orden de administrar "paliativos únicamente."[78-80] Muchos hospitales tienen un programa de "paliativos únicamente" concebido para los cuidados al final de la vida. Para entender lo que esto significa es necesario que se entiendan los objetivos del tratamiento médico.

Los objetivos del tratamiento médico en "la última etapa de la vida"

En la actualidad tenemos muchas dificultades para responder a la pregunta "¿Cuándo me estoy muriendo?" Hasta la segunda mitad del siglo veinte las etapas terminales por lo general eran cortas y estaba claro que el paciente moriría en un futuro previsible. En la actualidad la mayoría de nosotros morirá de enfermedades crónicas como cardiopatías, cáncer, derrames cerebrales o demencia. Seguramente viviremos años con estas enfermedades antes de morir de ellas. Habrá muchas veces en que nos encontremos cerca de la muerte, nos recuperemos y sigamos viviendo durante meses, si no años.[81]

En mi trabajo de capellán de residencias para ancianos y programas Hospice, en lugar de hablar de la muerte, muchas veces pregunto "¿Diría usted que su madre se encuentra en las últimas etapas de su vida?" En el caso de pacientes gravemente enfermos, la mayor parte de las personas prefiere hablar de "la última fase" aun cuando no mencione la palabra "muerte". Por lo general la palabra muerte se reserva para los últimos días o las últimas horas de la vida de una persona.

En la Introducción (páginas 7 a 10) describí las tres posibles metas de la atención médica como: **1. Cura. 2. Estabilización de las funciones. 3. Preparación para una muerte fácil y digna.** Está claro que, sabiendo que una persona se encuentra en sus horas finales, la mayoría de nosotros elegiría la preparación para una muerte fácil y digna. Está igual de claro que, ante un cuerpo saludable y sin otros problemas médicos, elegiríamos "curar" la afección temporaria. Pero, ¿qué podemos decir sobre la última fase de la vida cuando vivimos con una prolongada enfermedad crónica?" En algunos casos elegimos la cura y en otros la preparación para la muerte. Yo he visto muchos pacientes trasladados de urgencia al hospital con congestión cardiaca que sufren de un episodio que les amenaza la vida para que se les administre un agresivo tratamiento de curación. En algunos casos, al día siguiente están de vuelta en casa reanudando sus actividades. Por lo tanto, en algunos casos es apropiada la internación de pacientes cardiacos. Pero algunos pacientes llegan al punto en que ellos o sus familias deciden "basta de hospitales". Por fortuna, una buena atención médica ofrece una calidad de vida aceptable en el hogar aun cuando la enfermedad sea incurable.

A toda altura de una enfermedad crónica a largo plazo, como la deficiencia cardiaca, el mal de Alzheimer o la deficiencia respiratoria, o durante una enfermedad más corta como algunas formas de cáncer, los pacientes y sus familias deben prepararse emocional y espiritualmente para la muerte. Es posible prepararse aun cuando se estén tratando agresivamente los síntomas que podrían causar la muerte en cualquier momento. En todo momento de la enfermedad, los pacientes y sus familias deben comparar los beneficios del tratamiento con la calidad de vida. Si la calidad de vida disminuye, hay pacientes que deciden suspender algún tratamiento para proteger la calidad de vida. El paciente considera que el tratamiento agresivo ya no le trae beneficios y decide "prepararse para una buena muerte".

Cuando se les pregunta, la mayoría de las personas responde "Quiero morir tranquilamente mientras duermo en mi propia cama". En algunos pocos casos me han respondido "Quiero morir en el hospital". Uno espera cumplir con la preferencia del paciente. Para los que prefieren una muerte tranquila en su propia casa, el programa Hospice puede ser una buena opción.

> *A toda altura de una enfermedad ... los pacientes y sus familias deben prepararse emocional y espiritualmente para la muerte. Es posible prepararse aun cuando se estén tratando los síntomas agresivamente*

Hospice

El término Hospice (hospicio, que tiene la misma raíz lingüística que "hospitalidad") se remonta a épocas tempranas de la civilización occidental, cuando se lo usaba para describir un lugar de albergue y descanso para viajeros cansados o enfermos tras prolongadas travesías. El término se aplicó por primera vez a la atención especializada de pacientes moribundos en 1967, en St. Christopher´s Hospice, en un suburbio residencial de Londres.

"El elemento central del programa es la creencia de que todos tenemos el derecho de morir sin dolor y con dignidad, y que nuestras familias recibirán el apoyo necesario para ayudarnos a lograrlo. El enfoque está en el cuidado, no en la cura, y, en la mayoría de los casos, el cuidado se da en el hogar del paciente. El programa Hospice también se aplica en instalaciones propias independientes, en hospitales, en residencias de ancianos y en otras instalaciones dedicadas al cuidado en el largo plazo".[82]

Siempre que interviene el concepto de Hospice, el énfasis recae en el manejo del dolor y en la calidad de la vida, antes que en la duración de la vida.

El programa Hospice ofrece un equipo de profesionales y voluntarios especialmente instruidos que se ocupan de las necesidades médicas, sociales, psicológicas y espirituales del paciente y la familia. Si se decide que el paciente permanezca en su hogar, el equipo de Hospice está disponible las 24 horas del día, siete días a la semana para ofrecer apoyo, consultas y visitas. En un hogar de ancianos o en un hospital, el equipo trabaja juntamente con el personal, asesorando, enseñando, observando y apoyando al paciente y a su familia, y facilitando la entrega a domicilio del equipo extra necesario, si hace falta . Las instalaciones de internación que siguen el plan Hospice incorporan la filosofía del movimiento en un ámbito singular con personal capacitado especialmente. **Siempre que** interviene el concepto de Hospice, el énfasis recae en el manejo del dolor y en la calidad de la vida, antes que en la duración de la vida.[83] Los servicios del programa Hospice continúan después de la muerte del paciente, para que los amigos y familiares del paciente elaboren el duelo.

¿En qué consisten las medidas paliativas?

Algunos tratamientos tienen el propósito claro de un alivio para el paciente, no de prolongación de la agonía. Por ejemplo, los medicamentos para combatir el dolor y la fiebre son medidas paliativas. Se puede usar oxígeno para facilitar la respiración. La atención de enfermería de rutina, que incluye mantener al paciente limpio y seco y cambiarle la ropa personal y de cama ayuda a darle alivio paciente agonizante. El personal, capellanes y voluntarios prestan apoyo emocional y espiritual. La elección del programa Hospice o "medidas paliativas únicamente" no significa que se abandonan el tratamiento ni la atención. **Cura, a veces. Paliativos, siempre, es un recordatorio constante de los objetivos de este programa.**

¿Cuáles son los tratamientos médicos optativos?

El método de "paliativos únicamente" o de Hospice puede agregar algunas de las medidas de alivio que ya se han mencionado. Algunos tratamientos en curso pueden omitirse o suspenderse:

• Por lo general el paciente de cáncer deja de recibir radiación o quimioterapia en un esfuerzo por curar la enfermedad, pero esos métodos pueden utilizarse para aliviar el dolor.

• No se usan antibióticos automáticamente para el tratamiento de una infección como la neumonía, pero tal vez el paciente desee probarlos para tratar de curarse. También en este caso, se los puede emplear si son necesarios para el alivio del dolor (ver páginas 44 a 45).

• Se eliminarían la mayoría de las pruebas diagnósticas, especialmente las que impliquen procedimientos dolorosos, como la extracción de sangre. El razonamiento es que si ya no se emplearán tratamientos activos para curar al paciente, entonces no hace falta la prueba diagnóstica.

- No se colocaría automáticamente una sonda de alimentación, pero si el paciente ya la tiene, retirarla se consideraría separadamente de la orden de "paliativos únicamente". Se debe recordar que es posible que la hidratación artificial solo agregue a la incomodidad del paciente cerca de la muerte. Asimismo, se puede usar la inyección intravenosa (IV) como medio de administrar medicamentos contra el dolor, pero generalmente no para la hidratación.

- Por lo general no se opera al paciente, a menos que el procedimiento se considere absolutamente necesario para aliviarlo.

¿Qué pacientes son candidatos para el concepto de Hospice o paliativos únicamente? ¿Cuál es el momento adecuado?

El programa Hospice se aplica a las personas que tienen una enfermedad progresiva que les limita la vida, y a quienes les quedan seis meses o menos de vida, si la enfermedad sigue su curso normal. A menudo, pero no siempre, los pacientes saben que la cura es imposible, y desean una buena calidad de vida por el tiempo que les resta. **La entrada pronta a un programa Hospice da más tiempo para que el equipo entienda a fondo las necesidades del paciente y de la familia y formule un plan adecuado de atención.** Tal vez lo más importante de todo es que, si se establece una relación de confianza entre el paciente y el programa en el curso de varios meses, el paciente puede disfrutar de los beneficios plenos del programa.

El programa Hospice se aplica a las personas que tienen una enfermedad progresiva que les limita la vida, y a quienes les quedan seis meses o menos de vida, si la enfermedad sigue su curso normal.

Toda persona que se encuentre en la etapa terminal de cualquier enfermedad es candidata para la orden de "paliativos únicamente", y por cierto para un programa Hospice. Por supuesto, todo paciente en condiciones de tomar decisiones propias puede negarse a un tratamiento cuya finalidad sea la curación o la estabilización, y en ese caso solicitará que se dé la orden de "paliativos únicamente". Los médicos y las enfermeras pueden ofrecer una evaluación de cuándo es probable que la persona se encuentre en la etapa final de una enfermedad. Sería un error decir que el cambio de "curación" a "preparación para la muerte" se da de la noche a la mañana. Por lo general el cambio es gradual y toma tiempo, y la mayoría de nosotros querría vivir lo más posible lo mejor posible, aun con una enfermedad grave. Durante el curso de una enfermedad podemos prepararnos para la posibilidad de morir.

Hacia las etapas finales de toda enfermedad, se hace más hincapié en el confort del paciente que en la curación de su enfermedad. Podemos llegar al punto en que se haga poco o nada para extender la vida del paciente. Por lo general, sabemos que ha "llegado el momento" cuando

• la inminencia de la muerte es una fuerte probabilidad;

• es probable que el tratamiento disponible para una afección mortal prolongue el dolor y el sufrimiento;

• el éxito del tratamiento tenga más probabilidades de crear una inconsciencia o una demencia prolongadas que de efectuar la cura;

• los tratamientos disponibles aumentan la probabilidad de una muerte "enchufado a aparatos" cuando el paciente hubiera preferido otra cosa.[84]

La demencia terminal y los paliativos únicamente

Un paciente que no tiene la capacidad de tomar sus propias decisiones y no ha dejado instrucciones sobre el momento apropiado de rehusar tratamientos curativos recibirá el tratamiento curativo razonable, siempre que no se encuentre en la etapa terminal de una enfermedad. Cuando el paciente se encuentra en la etapa terminal de la demencia, las medidas paliativas únicamente parecen más apropiadas.

Muchos, si no la mayoría de los pacientes de Hospice tienen un diagnóstico de cáncer. **Sin embargo, cada vez más pacientes que padecen de demencia y otras enfermedades crónicas en** su hogar y en residencias para ancianos adoptan el cuidado de Hospice o el plan de tratamiento de "paliativos únicamente".

Dada la índole irreversible de la demencia[51] terminal y los signos claros de la etapa final (página 25), aunque esta etapa puede durar meses y aun años, muchos sugieren que las familias consideren la posibilidad de administrar "cuidados paliativos únicamente" o el plan de tratamiento de Hospice.[1,55,56,85-92]

Los niños y los paliativos únicamente

Los padres dan por sentado que van a morir antes que sus hijos. Yo he visto angustia interminable en una mujer de unos 80 años que enterró a su hijo de 65. Las cosas no debían ocurrir de esa forma. Y cuando un niño es de edad escolar o menos, la injusticia parece aun mayor.

Sin embargo, la cruda realidad es que algunos niños mueren de pequeños. Si bien ninguno de nosotros querría perder un hijo, si no tuviéramos más remedio por lo menos pediríamos que la muerte sobrevenga de la forma más pacífica posible. Para ello hacen falta planificación y preparación.[93] El primer paso hacia una muerte buena y digna es la aceptación del diagnóstico terminal. El reconocimiento temprano del pronóstico contribuye a una muerte más pacífica.[94]

El primer paso hacia una muerte buena y digna es la aceptación del diagnóstico terminal. El reconocimiento temprano del pronóstico contribuye a una muerte más pacífica.

¿Cuándo pueden los niños participar en decisiones sobre el tratamiento médico, especialmente en lo que se relaciona con la no administración o la suspensión de cuidados que mantienen la vida? Por supuesto, necesitarán la madurez para entender su enfermedad, su pronóstico y las posibilidades de tratamiento que tiene a su disposición. Probablemente las opiniones de los adolescentes deberían tenerse en cuenta.[95] Otros niños podrán participar conforme a su capacidad. La Academia Estadounidense de Pediatría opina que hasta las opiniones de los niños pequeños deben tenerse en cuenta cuando se toman decisiones sobre el fin de la vida.[96]

Las luchas emocionales y espirituales son las más difíciles. Es difícil desprenderse de un niño. Una vez tuve un paciente de 14 años que vivía con su madre. El niño tenía un cáncer que le había llenado de tumores el pecho y los brazos. La respiración le resultaba tan dificultosa que la posición más cómoda para él era sentarse a una orilla de la cama apoyado sobre un cojín colocado en una mesilla plegable. A veces se quedaba en esa posición todo el día y toda la noche. La madre dijo que ella quería que se hiciera todo lo posible por salvar la vida de su hijo, incluidos respiración artificial y pulmotores.

Un día hablamos del tema del tratamiento agresivo que se le daba a su hijo. Era una persona de gran fe religiosa y comentó "Si llamo al 911 y el niño acaba en mil aparatos en el hospital, ésa es la voluntad de Dios. Y si no llamo y muere tranquilamente aquí en casa, también es voluntad de Dios". Teniendo en cuenta mi principio de "primero establecer un objetivo", le pregunté "¿Cómo se imagina usted la muerte más pacífica que su hijo podría tener?" Me contestó "Lo he pensado mucho, y lo que más desearía sería entrar a su cuarto una mañana y encontrar que se murió mientras dormía". Yo le respondí "La muerte conectado a aparatos es lo anormal. Para que él muera pacíficamente en su cama hace falta planificación".

Esa noche, después de la visita de su padre, el joven se distendió por primera vez en muchos días y se tendió en la cama. Su madre se metió a la cama con él. Poco tiempo más tarde se le paró la respiración. Una muerte pacífica sobrevino en brazos de su madre. Ella logró desprenderse de él y dejar que las cosas siguieran su curso.

La transición de la curación a los paliativos únicamente

Los pacientes y las familias pueden hallar gran poder sanativo en el abandono de todos los esfuerzos por curar la enfermedad, y el enfoque sobre objetivos más razonables y significativos. El alivio del dolor, la reconciliación, el restablecimiento de relaciones rotas, el hallazgo de valores espirituales más profundos, el reírse de los viejos tiempos cuando se celebra la vida del paciente, compartir con el paciente el sufrimiento y hasta la ira, y, por supuesto, la despedida, son todas esperanzas razonables para los últimos meses y días de nuestra vida. Es posible que la continuación de la lucha por una cura cuando no hay esperanza razonable de encontrarla impida el verdadero crecimiento y consuelo que viene del tránsito de esta vía con nuestros seres queridos.

Resumen

Durante la "última fase de la vida" es probable que llegue el momento en que el énfasis pase de la curación a los cuidados paliativos únicamente, o al ingreso al programa Hospice.

Hospice es un programa de atención médica concebido para mantener al enfermo sin dolores, al tiempo que se presta especial atención a las necesidades espirituales y emocionales tanto del paciente como de la familia.

Morir en la unidad de cuidados intensivos de un hospital conectado a aparatos es por lo general el accidente. Una muerte pacífica en la propia cama requiere planificación.

Cuando la demencia avanzada llega a la etapa final, es posible que haya llegado el momento de los "cuidados paliativos únicamente".

Capítulo cuatro

Tratamientos a considerar.
Ayuda práctica para adoptar decisiones

En este capítulo se contestarán las siguientes preguntas:

¿Cuáles son algunos de los aspectos que deben tenerse en cuenta cuando se piensa en la internación, el respirador artificial, la diálisis o el uso de antibióticos?

¿Cómo le comunico al equipo que me está tratando cuáles son mis deseos en cuanto al tratamiento?

¿Qué es un Testamento de Aplicación en Vivo y un Poder de Atención Médica?

¿Cuáles son algunas de las preguntas que necesitan respuesta para que me ayuden a tomar una decisión sobre los procedimientos que prolongan la vida?

Hospitalización

Esta es la última de las cuatro decisiones más comunes de tratamiento que posiblemente usted enfrente.* Si un paciente que vive en su casa o en una residencia experimenta una declinación súbita en su estado de salud, a menudo se lo traslada a un hospital para restablecerle la salud, o por lo menos reducirle la incomodidad. A veces, hasta los pacientes que no quieren que se tomen medidas heroicas con ellos pueden beneficiarse de la internación hasta que se controlen los síntomas o para el tratamiento de alguna situación especial, como una fractura de cadera. Cuando se considera la posibilidad de ir a un hospital, uno debe sopesar las desventajas frente a los posibles beneficios.

---

* Las cuatro decisiones más comunes son: RCP; hidratación y nutrición artificiales; hospitalización de un residente de un ancianato o de alguien que vive en casa, y el método de Hospice (pág. 6).

Entre las dificultades de la internación para el paciente que vive en su casa o en una residencia se incluyen:

- mayor posibilidad de ansiedad mientras la persona se acostumbra a un nuevo ambiente, nuevos cuidadores y nuevas rutinas (esto es especialmente difícil para pacientes con demencia);[71]
- mayor posibilidad de contraer una infección;
- mayor posibilidad de que se usen sedantes o limitaciones al movimiento, especialmente entre los pacientes de demencia;
- mayor posibilidad de tratamiento agresivo de cualquier afección, pues ésa es la práctica normal en hospitales;
- mayor posibilidad de pruebas diagnósticas que pueden ser onerosas o dolorosas, fácilmente al alcance en los hospitales. Las pruebas pueden ser especialmente gravosas si el paciente o la familia saben de antemano que no tratarán de curar la enfermedad que las pruebas detecten.

Si el residente internado puede recibir el mismo tipo de tratamiento en el hogar de ancianos (por ejemplo, antibióticos por IV), uno debe preguntar ¿por qué trasladarlo al hospital? En el raro caso de que el hospital sea el único lugar donde al paciente se le pueda reducir el dolor o aliviar el sufrimiento, por supuesto el traslado sería apropiado y necesario. Por supuesto, algunos pacientes prefieren ir al hospital porque sienten que allí recibirán mejor atención. La preferencia del paciente y la familia son aspectos prioritarios.

Una opción de tratamiento para reducir la agresividad de la atención médica es la orden de **"No hospitalizar", o NH.**[97,98] **En algunos lugares se le llama NT, o No transportar al hospital. La pregunta básica es ¿Pueden los paliativos, el control del dolor y todo tratamiento deseado y apropiado tendiente a una cura administrarse en el hogar de ancianos o en casa?** Si la respuesta es "sí", entonces se puede considerar la orden de no hospitalizar (NH). Esta orden es especialmente útil si ocurre un cambio de condición en el paciente y no es posible comunicarse con el médico. Lo probable es que el médico de guardia no tenga conocimiento previo del historial del paciente, ni de los deseos del paciente o la familia sobre la agresividad del tratamiento que debe darse al paciente. La orden NH ayuda a que el médico y el personal conozcan el tratamiento elegido si no es posible comunicarse inmediatamente con el médico o la familia. La orden NH *no* significa que *nunca* se debe internar al paciente, sino que no se lo internará sin una discusión a fondo entre el paciente, si es competente, la familia y el médico.[78,79,99-101]

Respirador artificial

Cuando una persona deja de respirar, se puede emplear una máquina para ayudarle. Esta máquina se llama pulmotor o respirador. Los respiradores se usan con frecuencia para ayudar a la función respiratoria durante una anestesia y después de ella en una operación quirúrgica de envergadura. A veces ayudan a pacientes con enfermedades graves como derrame cerebral, neumonía o paro cardiaco. Cuando se emplea la máquina, ésta se conecta a un tubo, el cual a su vez se inserta por la boca en la tráquea, lo que permite bombear aire a los pulmones. A veces el tubo se inserta quirúrgicamente directamente a la tráquea por la garganta. Esta forma de conexión se llama traqueotomía.

El tubo es incómodo, y a veces hay que atarle las manos a la persona o administrarle sedantes para que no trate de quitarse el tubo, el cual podría salirse de su sitio y causar daño. A veces, los medicamentos dan alivio suficiente y no es necesario atarle las manos al paciente. Estas incomodidades son aceptables para la mayoría de las personas, porque el tubo y el respirador se retiran en cuanto no se los necesita más.

No obstante, algunos pacientes con un largo historial de enfermedades que causan paros respiratorios (como la enfermedad pulmonar obstructiva crónica, enfisema o paro cardiaco) o enfermedades neurológicas (enfermedad de Lou Gehrig, esclerosis lateral amiotrópica) enfrentan la posibilidad de que una vez que se los coloca en un respirador ya no se les pueda retirar. El médico puede ayudar a decidir si es probable que el uso del respirador sea temporario o permanente.

Para las personas que tienen paro respiratorio hay alternativas al uso del respirador. El médico y el paciente pueden optar por el oxígeno, una máscara presurizada, un chaleco especial, o medicamentos. Como es fácil de imaginar, el temor de no poder respirar puede ser tan grave como la falta de aliento propiamente dicha. **Se pueden emplear medicamentos y oxígeno complementario para resolver el problema del temor a la falta de aliento y a la falta de aliento propiamente dicha.** Una vez tuve una paciente con tanta dificultad para respirar, que si se trasladaba de la silla a la cama demoraba media hora en recuperarse. Sin embargo, su dificultad crónica para respirar fue tratada muy efectivamente con medicamentos. Esta conservadora anciana me dijo una vez "Siempre me he opuesto a los medicamentos. Pero esta morfina es espléndida pues me permite respirar". Algunos pacientes hallan que la meditación, la oración y las imágenes guiadas[102] reducen la ansiedad, el temor y la falta de aliento.

A veces a un paciente se le coloca un respirador con la esperanza de que su uso será temporario hasta que la neumonía, el paro cardiaco u otra complicación se resuelvan, pero luego su salud sigue deteriorándose, sin esperanza de recuperación. En ese caso el paciente o la familia pueden decidir que se desconecte el respirador, sabiendo que puede sobrevenir la muerte. El médico puede ayudar en la evaluación de lo que puede traer el futuro. Si se decide retirar el aparato y el tubo, al paciente se le dará el tratamiento necesario que le evite la incomodidad. Se emplearán medicamentos contra el dolor, sedantes y relajantes en la medida necesaria para que la suspensión de la ayuda mecánica no sea incómoda. La familia puede decidir si estará presente o no. Si el ritual religioso es importante para la familia, tal vez un sacerdote pueda acompañar en las oraciones antes y después del procedimiento. Una vez retirado el respirador, la persona puede no morir inmediatamente. Recuerde que si el paciente fallece después de desconectado el respirador, la muerte se debe a la enfermedad que ocasionó la necesidad del respirador, **no** al hecho de que se desconectó el aparato. Nadie está matando al paciente. **Al quitar el respirador permitimos que sobrevenga una muerte natural, que lo mismo hubiera ocurrido antes si no se hubiera empleado el respirador.**[103]

Diálisis

El paro renal puede ocurrir de dos maneras. Las personas cuya función renal ha venido disminuyendo desde hace años pueden llegar al punto de contraer Enfermedad Renal Terminal. Otras personas quizá no hayan tenido problemas antes, pero en poco tiempo sus riñones dejan de funcionar, en lo que se conoce como Paro Renal Agudo. Las dos afecciones son muy graves, y en algunos pacientes la diálisis puede ayudar. En este tratamiento, la sangre del paciente pasa por una máquina que la "limpia" de impurezas y la devuelve al paciente por medio de una bomba. Por lo general los efectos benéficos de la diálisis no se perciben inmediatamente. Es más, con frecuencia el paciente se siente agotado tras cada tratamiento. Los pacientes pueden sentir náuseas y síntomas de baja tensión arterial (sudor, mareos, taquicardia y sensación de que se van a desmayar) durante las sesiones. Los pacientes manifiestan sentirse mejor en los días en que no se dializan.

La segunda causa de muerte entre los pacientes de enfermedad renal terminal es la decisión de interrumpir la diálisis y morir de paro renal.

Para las personas con Paro Renal Agudo, la diálisis puede mantenerlas vivas mientras la función renal se recupera. Un paciente de diálisis con Paro Renal Agudo al que se interna en un hospital tiene un 50-75 por ciento de probabilidades de morir durante su estancia en el hospital. Para los que tienen enfermedad renal terminal, los tratamientos de diálisis pueden mantenerlos vivos durante varios años. Los pacientes que se dializan por lo general mueren de enfermedad cardíaca o de infección. La segunda causa de muerte entre los pacientes de enfermedad renal terminal, especialmente entre pacientes de más de 65 años, es la decisión de interrumpir la diálisis, por lo que la muerte sobreviene por paro renal. Aproximadamente uno entre cinco pacientes de diálisis toma la decisión de suspender la diálisis antes de morir.[104] Por lo general esta decisión se apoya en que el paciente opina que su calidad de vida no es satisfactoria. Sin diálisis, estos pacientes por lo general viven una semana, y experimentan una muerte muy serena.

Si el paciente tiene uno o más problemas médicos adicionales, la probabilidad de muerte aumenta. Los factores de riesgo incluyen edad avanzada, nutrición deficiente, dificultad o incapacidad de cuidarse a sí mismo y diabetes.[105] El médico y un nefrólogo (especialista en riñones) pueden ayudarle a decidir si la diálisis es un tratamiento adecuado que puede ayudarle. Una prueba por un tiempo limitado (ver página 27) puede ayudar a que el paciente se dé cuenta en qué consiste el tratamiento y a todos los demás a darse cuenta si hay algún beneficio médico.

Si se decide suspender o no administrar diálisis, el personal médico podrá mantener al paciente libre de incomodidades. Los cuidados paliativos en el hospital o la residencia para ancianos y la atención de Hospice en el hogar son apropiados para el paciente con enfermedad renal terminal que suspende la diálisis.

Antibióticos

Antes de los años cincuenta, la mayoría de las muertes en Estados Unidos se debía a infecciones como la neumonía. Los antibióticos cambiaron todo eso, y, afortunadamente, las infecciones que antes eran mortales ahora se pueden curar. Si la persona puede tragar, los antibióticos orales presentan unos pocos efectos secundarios. Si hace falta inyección o IV, el pinchazo de la aguja puede ser un inconveniente menor comparado con los posibles beneficios. Los efectos secundarios pueden incluir diarrea, náuseas y vómitos. En la actualidad tomamos antibióticos en forma rutinaria. Sin embargo, hacia el final de la vida se puede considerar que no se usarán, permitiendo así una muerte tranquila y natural.

La cuestión de no administrar antibióticos por lo general surge cerca del final de una enfermedad prolongada, como Alzheimer. Un problema recurrente hacia el final del Alzheimer[71,106,107] es la neumonía debida a dificultades para tragar. Como ya hemos visto (pág. 24-25), una sonda de alimentación para esos pacientes tiene muchas más probabilidades de causar infección que una alimentación manual cuidadosa. Si la neumonía vuelve después de varias series de antibióticos, podría considerarse la posibilidad de no seguir usándolos. Si bien el medicamento puede dar resultados temporariamente, no cura la enfermedad de base, que es la demencia que continúa progresando. La muerte por neumonía puede ser muy pacífica. **Antiguamente se la llamaba "amiga de los ancianos" por la suavidad con que se lleva a alguien que hace mucho padece de la enfermedad.** El médico puede ayudar a resolver los pros y las contras de la no administración de medicamentos. El médico también tiene maneras de que el paciente no sufra incomodidades aun cuando no se le administren antibióticos.

Si bien yo usé el mal de Alzheimer como ilustración, la no administración de antibióticos puede ser una decisión que se tome al final de cualquier enfermedad. Yo he visto a pacientes de cáncer que se han negado a tomar antibióticos. A veces los familiares de personas en inconsciencia permanente siguen usando una sonda de alimentación pero no recurren a los antibióticos, de manera que permiten que ocurra una muerte tranquila y natural.

El control de los dolores

La mayoría de las enfermedades terminales y las que presentan amenazas a la vida vienen con un problema común, que es el dolor. Afortunadamente, es mucho lo que se puede hacer para eliminar el dolor. Muchas veces la aspirina, el acetaminófeno (Tylenol) y la morfina se emplean para aliviar estos síntomas problemáticos. Otros factores, aparte de la enfermedad, pueden empeorar el dolor. La depresión, la inquietud emocional, las relaciones familiares tensas o la falta de sueño, todas pueden aumentar el dolor. Al mismo tiempo, sabemos que muchos factores aparte de las drogas alivian el dolor. Mencionaré aquí algunos de los factores que pueden contribuir en la disminución del dolor: asistencia espiritual de un sacerdote, amigos o familiares; meditación; música; imágenes guiadas[102], oración, hipnotismo; visitas de familiares y amigos; masajes, y muchos más.

Datos sobre el control de los dolores:

- Los médicos y las enfermeras deben preguntar con regularidad a los pacientes si tienen dolores. El dolor no debe aceptarse como algo inevitable. Si usted experimenta dolor, comuníqueselo a la persona que lo atiende.

- Es importante que los medicamentos contra el dolor se tomen tal como lo indican las instrucciones. Se trata de "adelantarse" al dolor, no de responder cuando el dolor ya es insoportable.

- Muchos pacientes se mantienen alerta mientras toman medicamentos contra el dolor. Otros pueden sentirse adormilados.

- La somnolencia asociada con algunos medicamentos contra el dolor por lo general disminuye a los varios días de tomar el medicamento.

- Los medicamentos que se emplean para controlar el dolor **NO CREAN ADICCIÓN** en las personas que no han tenido adicciones en el pasado.

- Los médicos por lo general aumentan la dosis de narcóticos, como la morfina, hasta que encuentran el nivel necesario para controlar el dolor. Este aumento de la dosis se llama "titular" o "titulación". El medicamento que se titula gradualmente **NO** acorta la vida del paciente, no importa cuán alta sea la dosis.[108]

- Algunos pacientes quizá prefieran que se les tenga completamente sedados (inconscientes por el medicamento) en las últimas horas o días de su vida si es necesario para controlar el dolor u otros síntomas.[109-115]

Sugerencias prácticas para ayudar en la adopciónde decisiones

Las decisiones sobre el tratamiento se toman por acuerdo entre el médico, el paciente que puede opinar y la familia. El personal de una institución médica debe saber cuáles son los deseos del paciente acerca de su tratamiento. Usted puede hacer varias cosas para determinar un plan de tratamiento y velar por su cumplimiento.

Qué hacer

1. Hablar de los temas involucrados. Como ya se ha mencionado, estos temas deben ser conversados por médicos, familiares y pacientes que tienen la capacidad mental y emocional para dicha discusión. Lo mejor es que esta conversación ocurra antes de que haya una crisis que requiera decisiones en momentos de estrés. Al igual que con cualquier tratamiento, usted tiene derecho a una segunda opinión.

Si usted no está de acuerdo con el médico, usted tiene derecho a buscar otro médico que atienda al paciente. Asimismo, un médico que piensa que por motivos éticos no puede cumplir con los deseos del paciente o la familia, puede retirarse del caso.

2. Tomar una decisión pensada.

■ **Usted desea que se tomen todas las medidas que prolonguen la vida.** Tras haber discutido las opciones de tratamiento y decidido que desea que se tomen medidas para prolongar la vida, por lo general no se necesita ninguna orden especial. Estos son procedimientos normales y se los aplicará si no hay una orden que los limite. **La demora en tomar una decisión puede interpretarse como que usted desea que se tomen todas las medidas heroicas disponibles, incluidos RCP y respiradores mecánicos.**

■ **Usted no desea que se practique RCP.** Si usted no quiere que se use la RCP, pídale al médico que escriba "No resucitar" ("NR") No Resucitación Cardio Pulmonar ("No RCP") o que ponga "Sin código" en el registro médico del paciente. Si el paciente se encuentra en su casa o en una residencia, también se le puede pedir al médico que extienda una "NR fuera del hospital", que la patrulla de rescate respetará (pág. 16).

■ **Usted no desea que se inserte una sonda de alimentación.** Si usted no desea que se inserte una sonda de alimentación, háblelo con el médico. Por lo general, si ocurre una crisis tiene varios días o varias semanas para tomar la decisión.

■ **Usted desea que se retire la alimentación artificial.** Si usted desea que se retire la sonda de alimentación, háblelo también con el médico. Usted

Usted deberá prepararse emocionalmente para retirar la alimentación artificial... esta decisión es especialmente difícil.

debe prepararse emocionalmente, y preparar a sus familiares y amigos, para pedir que se cumpla dicha orden. Es cierto que cualquiera de estas decisiones requiere un profundo compromiso emocional, pero la de retirar una sonda alimentación es particularmente difícil.

■ **Usted no desea internar en el hospital a una persona que vive en su casa o en una residencia de ancianos.** Si usted pondera una orden de "no hospitalizar", comuníquese con el médico. Explore con él o ella las opciones para que el paciente no sufra incomodidades y se logren los objetivos médicos sin el traslado al hospital.

■ **Usted desea que se dé la orden de "paliativos únicamente".** En este caso también, ésta es una orden que debe dar el médico por escrito, de modo que usted o su familia deben comunicarse con él.

■ **Usted querría participar en un programa Hospice.** Un médico lo puede remitir a un programa Hospice, o usted puede comunicarse directamente consultando la guía telefónica o llamando a The National Hospice and Palliative Care Organization(www.caringinfo.org, 800-658-8898).

3. **Considere la posibilidad de dar instrucciones por adelantado.** Las instrucciones por adelantado son de dos tipos: El "Testamento de Aplicación en Vivo" (en inglés "living will") y

el "Poder que permanece vigente en caso de Incapacidad para Tomar Decisiones de Salud" (en inglés, "Durable Power of Attorney for Health Care"). La persona debe tener facultades para tomar decisiones a fin de establecer instrucciones por adelantado. Todos los estados tienen una ley en este sentido, la cual permite el testamento de aplicación en vivo, o el poder que permanece vigente en caso de necesidad, o ambos.

■ **El Testamento de Aplicación en Vivo.** La persona en uso de sus facultades mentales que no desea que se le apliquen procedimientos para prolongarle la vida si no hay esperanza de recuperación, podría considerar el testamento de aplicación en vivo. Este tipo de testamento se llama "de aplicación en vivo" precisamente porque se aplica cuando la persona está todavía viva. Por lo general, la declaración debe ir firmada por la persona mientras tiene uso de sus facultades mentales en presencia de testigos que no sean parientes. Un guardián o una persona que tiene un poder otorgado por el paciente no puede firmar tal declaración en nombre del paciente, pero es muy probable que se le permita tomar decisiones por él.

En esta declaración se consignan los deseos de una persona en el caso de que ella no pueda hablar por sí misma. En esencia, la declaración dice "Si tengo una enfermedad incurable y no hay esperanza de recuperación, no quiero que se me prolongue la vida por medios artificiales". Cada uno puede agregar detalles más específicos si lo desea, e incluso declarar que **sí** quiere que se le prolongue la vida artificialmente.

Si bien estas leyes y declaraciones son muy útiles, todavía quedan algunas preguntas. Por ejemplo, ¿qué significa "artificial"? Como se mencionó anteriormente, algunas personas consideran que las sondas de alimentación son "artificiales y extraordinarias", mientras que otros las consideran procedimientos médicos básicos. Asimismo, ¿qué significa "terminal"? En cierto sentido, todos los seres humanos somos terminales. Si a una persona se le para el corazón, su condición es terminal, pero en el caso de unas pocas es posible traerlo de nuevo a la vida con RCP. Si una persona no puede comer, ésa es una condición terminal, aunque se la puede tratar con alimentación artificial.

En fin de cuentas, el testamento de aplicación en vivo deben interpretarlo el médico y los familiares. Ellos son los que decidirán que, efectivamente, el enfermo está en una "condición terminal, sin esperanza de recuperación", y que por lo tanto no se aplicarán medidas extraordinarias. A partir de ahí ellos decidirán qué tratamientos son extraordinarios. Es probable que los médicos deseen asegurarse de que *todos* los miembros de la familia están de acuerdo en la decisión de omitir o suspender el tratamiento, aun cuando el testamento de aplicación en vivo manifieste claramente los deseos del paciente.[74] El testamento de aplicación en vivo depende de que la familia esté unida en procura de que los deseos del paciente se cumplan. **La realidad de estas limitaciones de los testamentos de aplicación en vivo recalcan la importancia de una discusión familiar franca y abierta sobre las alternativas de tratamiento.**

El lector que desee más información sobre el documento de voluntades anticipadas en los Estados Unidos y una copia de un documento para su estado, puede escribir a www.caringinfo. org, o bien llamar al 800-658-8898.

■ **El Poder que Permanece Vigente en Caso de Incapacidad para Tomar Decisiones de Salud** otorga a la persona designada en el documento la potestad de tomar decisiones de salud en nombre del paciente que no está en situación de tomar las propias. El poder abarca todas las decisiones sobre la salud, relacionadas o no con una enfermedad terminal. Al destinatario del poder le toca tomar las decisiones que él o ella piensa que habría tomado el enfermo. Muchos estados ahora tienen formularios normalizados, o usted puede consultar a un abogado para que lo asesore sobre este documento.

Preguntas que ayudarán a tomar una decisión
   1. **¿Qué meta médica se ha convenido para el paciente en esta etapa de su vida?** Las tres metas posibles son cura, estabilización de la función o preparación para una muerte digna y tranquila (ver páginas 7-10). Recuerde que las metas pueden combinarse y que, probablemente, cambiarán con el tiempo, de modo que ésta y otras preguntas deberán reexaminarse de vez en cuando.

2. ¿Qué desea el paciente? Los expertos en ética llaman a esto una cuestión de *autonomía*. La persona que tiene capacidad para tomar decisiones y que puede manejar el impacto emocional de estas preguntas sobre procedimientos que prolongan la vida puede contestar sin ayuda. Si el paciente ya no puede contestar por sí mismo, trate de imaginarse lo que hubiera dicho. Un sacerdote amigo mío les dice a las familias que conocen los deseos del paciente pero no se atreven a cumplirlos: "Me parece que su papá ya ha decidido. La cuestión ahora es ¿usted respetará sus deseos?"

3. ¿Qué es lo mejor para el paciente? Ésta es una cuestión de *valores*. Por lo dicho en este trabajo es evidente que hay diferencias de opinión acerca de "lo mejor" para el paciente. Algunos dicen que lo mejor es mantenerlo vivo a cualquier costo. Otros dicen que es mejor dejar que el paciente muera y no prolongar el proceso por medios artificiales.

4. ¿Cuáles son el pronóstico y las consecuencias probables si se sigue un cierto plan de tratamiento? Esto es algo que debe hablarse con el médico o con una enfermera experimentada. Otras cuestiones relacionadas son ¿Qué probabilidades de supervivencia hay después de usar RCP? Si el paciente sobrevive, ¿en qué condiciones quedará? ¿Prevé el médico que el uso de la sonda de alimentación (u otro aparato) será algo pasajero, o hay probabilidades de que el paciente viva indefinidamente, en un estado de debilidad y sin dar respuestas? Si probamos el tratamiento por un tiempo y el paciente no muestra mejoría considerable, ¿se puede suspender el tratamiento? ¿Es previsible la muerte, dadas la edad y la condición médica del paciente? Si la muerte es previsible y aceptable, ¿podríamos hacer la prueba de *no* curar la afección, y en su lugar prepararnos para una muerte digna y sin sufrimiento?

5. ¿Estoy dispuesto a desprenderme del paciente y dejar que las cosas sigan su curso? Si las respuestas a las tres primeras preguntas apuntan hacia la retención o la suspensión del tratamiento, ésta es la pregunta más difícil. Ocasionalmente, un familiar dice "Yo sé que mi padre nunca querría que lo mantuvieran vivo de esta forma. Sé que lo mejor sería que se muriera. Sé que no hay ninguna esperanza de que se recupere. Pero no puedo dejarlo ir". Con la mayor frecuencia, la opinión sobre lo que es apropiado desde los puntos de vista médico, ético, legal, moral, legal o de mi religión, está totalmente influida por la pregunta ¿Estoy preparado para desprenderme de él y dejar que la vida siga su curso? El tema se discute más a fondo en el capítulo siguiente.

Cómo conseguir ayuda para la adopción de decisiones con respecto al final de la vida

Las decisiones sobre los procedimientos de prolongación de la vida, ¿se presentan en blanco o negro? ¡No! Con frecuencia son matices del gris. A medida que usted reciba más información, las respuestas se le harán más claras. Médicos, enfermeras, sacerdotes y asistentes sociales son apenas algunas de las personas que le pueden ayudar a tomar su decisión. **El personal médico le prestará todo el apoyo posible, no importa cuál sea su decisión sobre el tratamiento.**

Resumen

A medida que el estado del paciente se deteriora usted tendrá que tomar decisiones sobre la internación, el respirador, la diálisis y hasta el uso de antibióticos. Para algunos pacientes estos tratamientos son apropiados, y en otros casos se los puede omitir.

Los "testamentos en vida" y los "poderes de atención de la salud" pueden ser útiles, pero lo más importante que puede hacerse para el futuro es hablar de sus deseos con su médico y su familia.

Cuando se deba tomar una decisión sobre procedimientos que prolongan la vida, primero se establecerá una meta de tratamiento, luego se considerarán los deseos del paciente, lo que mejor responde a sus intereses, y cuál es el pronóstico.

Si la mayoría de las señales apuntan hacia la suspensión o la omisión del tratamiento, la gran pregunta es "¿Puedo desprenderme y dejar que la vida siga su curso?"

Capítulo cinco

La transición que nos lleva a dejar que la vida siga su curso

En este capítulo se responderán las siguientes preguntas:
¿Qué opina el autor personalmente sobre estos tratamientos?
¿Es posible desprenderse y dejar que la vida siga su curso?
¿Hay otros que hayan pasado por este proceso y que pueden mostrarnos el camino?

Desde 1983 trabajo de capellán tanto en un hogar de ancianos, un programa Hospice y unhospital. Mis convicciones sobre los procedimientos que prolongan la vida provienen de mi relación pastoral con mis pacientes y sus familias. Mis maestros han sido los propios pacientes, sus familias, dedicadas enfermeras, médicos, la bibliografía médica y las lecturas que reflejan las luchas emocionales y espirituales del final de la vida.

Mensaje personal de un capellán
Las cuatro decisiones sobre el tratamiento
A continuación expongo mi postura actual sobre estas cuatro decisiones de tratamiento de pacientes que se encuentran en el final de la vida. Si bien yo creo que mis opiniones tienen una base sólida en la investigación y en mi propia experiencia, nada reemplaza una discusión de estos temas con su médico, su familia y sus guías espirituales.

1. RCP. Reconozco que 15 por ciento de los pacientes hospitalizados sobrevive tras la RCP.[5] Un médico puede ayudar al paciente y a su familia a evaluar si los intentos de resucitación ofrecen algún beneficio médico posible.

Hay pruebas abrumadoras que demuestran que la RCP no puede restablecer a los pacientes cerca del final a nada que se asemeje a su nivel anterior de funcionamiento. La RCP no tiene valor médico alguno para estos pacientes. Dos estudios demuestran que casi todos los residentes de residencias de ancianos a los que se resucita y se da de alta, rehúsan que se les vuelvan a intentar la RCP.[7,14,117] Creo que con esto queda expresada su propia opinión o la de sus familias.

Un investigador describió la práctica de hablar de la RCP con pacientes ancianos y frágiles o sus familias, como "un engaño cruel". La crueldad está en que les preguntamos a aquéllos que toman decisiones por el anciano, lo cual sugiere que el procedimiento trae algún beneficio.[16,118] En su forma más cruel, esto equivale a preguntar "¿Quiere que intentemos la RCP o prefiere que dejemos que su mamá se muera?" ¿Quién *quiere* que su madre muera? Entonces, estamos ante una pregunta equivocada. Estos pacientes morirán con o sin RCP. Por diversos motivos (algunos de ellos muy válidos), el sistema en este país exige que pidamos autorización para omitir un procedimiento que no solo ha demostrado que es ineficaz sino que también es negativo para ciertos pacientes. De ahí que hagamos que los pacientes y las familias crean que les estamos dando *la elección* de dejar que alguien se muera. **La verdadera elección está en ver si el paciente tendrá una muerte más serena o si pasará sus últimos momentos bajo toda la fuerza de nuestra agresividad médica en un intento por impedir una muerte cierta.**

La decisión de que no se use la resucitación no significa que se abandona la esperanza sobre la vida.

He observado que las familias que desean que sus parientes ancianos y frágiles reciban RCP tienen dificultades para desprenderse y dejar que la vida siga su curso. Han sido testigos de la progresiva declinación de personas que en su momento estuvieron llenas de vitalidad. Para ellos, decir que "no se use RCP" es como decir "abandono toda esperanza". **Pero la decisión de** que no se use la resucitación no significa que se abandona la esperanza sobre la vida. **Es simplemente reconocer el hecho de que no hay esperanza alguna de que la RCP salve la vida de este paciente.** La RCP se convierte en un mero símbolo, que significa "nunca abandonamos los intentos". Puesto que la RCP no ofrece beneficio médico alguno, se convierte en un símbolo sin sentido. Una pregunta legítima que una familia podría plantearse es "El beneficio de la resucitación cardiopulmonar ¿será para mamá o para nosotros? ¿Será que no podemos aceptar el que ella morirá algún día y por eso queremos que se haga todo lo posible para salvarla?" **La mayor parte de las veces lo mejor que podemos hacer es dejarla morir en paz, sin la agresividad de la RCP.**

2. La hidratación y la alimentación artificiales. Esta pregunta no me resulta del todo clara. Probablemente el mejor amigo que jamás haya tenido en una residencia haya sido un comandante de marina, de 42 años, que tenía la enfermedad de Lou Gehrig. Hablaba con dificultad, y si de esa forma no podía comunicarse usaba los dedos del pie para deletrear palabras. Hablábamos de las noticias del momento y nos contábamos chistes y anécdotas familiares. Vivía con un respirador artificial y una sonda de alimentación, pero encontró la manera de sacarle partido a la situación. Dados lo mismos problemas, yo desearía seguir viviendo como él. Por fortuna, gozaba de sus facultades y podía ejercer su decisión de "seguir viviendo" por medios artificiales.

He visto los casos de otros pacientes a los que se les insertó una sonda como medida temporaria para nutrirlos e hidratarlos. Una vez que recuperaron sus fuerzas, se les quitó la sonda y volvieron a tragar normalmente.

Por otro lado, a muchos pacientes que no tienen esperanzas de recuperar su capacidad de comer o beber se los alimenta artificialmente. Algunos parecen reaccionar con la mirada, como si trataran de responder. Otros no responden de manera perceptible, no establecen contacto visual ni emiten sonido que indique que intentan hablar. Con frecuencia veo a personas que llevan años sin dar respuesta a lo que las rodea.

La incapacidad permanente de ingerir agua o alimentos es una afección terminal. **Igual que con cualquier afección terminal, la persona tiene el derecho de rechazar la alimentación artificial, igual que uno tiene el derecho de rechazar la RCP o la conexión a un pulmotor.** He participado en más de una decena de casos en los cuales se comenzó y luego se retiró la alimentación artificial, lo que permitió la muerte de la persona.

La incapacidad permanente de ingerir agua o alimentos es una afección terminal.

Un caso fue el de una mujer de 83 años que tuvo un derrame cerebral, a la cual se le introdujo una sonda de alimentación, y nunca más respondió a lo que la rodeaba. Dos años y medio después del derrame se le quebró una pierna cuando las enfermeras la estaban dando vuelta en la cama, un cambio rutinario de posición. Los tres hijos de la mujer estaban convencidos de que ella nunca hubiera querido que la mantuvieran de esa forma, por lo que le pidieron al médico que le retirara la sonda y la dejara morir.

Una mujer de 40 años tenía un tumor cerebral y al cabo de una serie de eventos cayó en un estado vegetativo persistente tras someterse a una operación. Se la alimentó por sonda durante más de dos años. El médico de la paciente le dijo a la familia: "Si fuera mi hija, yo dejaría de alimentarla y la dejaría morir". La familia estuvo de acuerdo y se la llevó para que pasara sus últimos días en casa. Años después, en conversación con la madre de la paciente, la señora me comentó "Usted me ayudó mucho mientras luchábamos con la decisión. ¿Se acuerda del día en que vine llorando a su escritorio, preocupada porque si yo decidía suspender la alimentación artificial la mataría?" Le respondí que me acordaba muy bien. Ella prosiguió "Usted me dijo que no era yo sino el tumor lo que la estaba matando".

Otra mujer que llevaba unos cinco años en el hogar de ancianos y había tenido dos derrames cerebrales, se sentaba en su silla de ruedas, comía y recibía visitas de su familia, pero no estaba satisfecha con su calidad de vida. Un día tuvo un tercer derrame, lo que la familia preveía que iba a suceder. Antes de llevarla al hospital, donde seguramente se le hubiera insertado una sonda de alimentación, conociendo los deseos de la señora los hijos y el médico decidieron dejarla en la residencia geriátrica. No podía ingerir líquidos ni alimentos por la boca, aunque seguía alerta, ya que parecía seguir los movimientos de las personas en su habitación. La mantuvimos sin dolor y lo más cómoda que pudimos. La mujer falleció una semana más tarde. La familia tomó la valiente decisión de no recurrir a la sonda de alimentación para no prolongar el proceso de la agonía, que tal vez habría durado años.

En circunstancias ideales, las personas deberían tomar la decisión intencional de aceptación o rechazo de la alimentación artificial. Mis observaciones me llevan a creer que a menudo a los pacientes se les coloca una sonda de alimentación sin que los médicos concedan al paciente o a su familia el poder de decidir. Tengo la seguridad de que los médicos tienen miedo de las consecuencias legales si "no hacen todo lo posible". Ojalá los médicos ofrecieran la posibilidad de usar la sonda de alimentación "a manera de prueba durante un tiempo" (pág. 27). Si el método no ofrece los resultados deseados en el tiempo especificado, se decidiría la continuación o la suspensión del tratamiento. Pero la gente se encuentra en la situación de que esperaba que la sonda de alimentación fuera algo pasajero, y años más tarde el paciente todavía no responde.

Algunas familias toman a conciencia la decisión de continuar la alimentación por sonda aun cuando no haya ninguna respuesta por parte del paciente. La hija de una de dichas pacientes me dijo: "Nunca podría dejar de alimentar a mi madre". Yo respeto su postura. Si ella dejara que su madre se muriera, sería ella, no yo, la que tendría que vivir con su conciencia. Yo sé que ella tenía la seguridad de que, si aprobaba la suspensión del tratamiento y su madre moría, ella tendría la conciencia culpable. En toda la historia de la humanidad, es únicamente en esta generación (y principalmente en Estados Unidos[60]) que las familias se sienten culpables si no se alimenta artificialmente a una persona que deja de comer al final de la vida.

Es curioso que muchas culturas consideran que dejar de comer es una *señal* de muerte, no su *causa*. Ni siquiera se les ocurre la posibilidad de que se use una sonda de alimentación. Los seres humanos dejamos de ingerir líquidos y alimentos como parte del proceso por el cual dejamos de funcionar. Es como si hubiéramos sido creados para irnos de este mundo lo más suavemente posible, y la forma en que esto ha funcionado ha sido, desde el comienzo de los tiempos, que hemos dejado de comer y de beber hacia el final de la vida. No obstante, hay quien hoy en día diría que "estamos matando de hambre" al paciente si no lo forzamos a alimentarse artificialmente.[119,120]

En mi opinión la alimentación artificial de pacientes con Alzheimer u otras formas de demencia, igual que en casos de pacientes en estado de inconsciencia permanente, es totalmente inadecuada. No cura la enfermedad de fondo, no impide la muerte y tampoco prolonga la vida en comparación con aquéllos a los que no se les coloca la sonda. Los numerosos efectos secundarios para el paciente no se compensan con ningún beneficio. (pág. 24-26)

Igual que con la RCP, el tratamiento se ha convertido en algo simbólico.[121] A lo largo de toda la historia y en todas las culturas, la comida y el agua se ofrecen como símbolo de hospitalidad y atención. Ahora, cuando un paciente ya no puede recibir el sustento por la boca, para mí la alimentación artificial por una sonda ya no tiene el mismo significado. Los pacientes alimentados artificialmente reciben muy poco del apoyo emocional y espiritual que puede recibir un paciente al que se ayude a comer personalmente, aunque por supuesto se les puede demostrar cariño y devoción por otros medios. La alimentación artificial para el enfermo terminal, en trance de muerte o en sus últimas circunstancias por otros motivos, se convierte en un símbolo para la familia con muy poco beneficio médico para el paciente.

Yo he presenciado un símbolo más fuerte de cariño que un tubo de alimentación artificial. En mis primeros años como capellán de un hogar de ancianos, recibimos a una mujer que venía del hospital con una sonda de alimentación que se le había insertado tras un derrame cerebral. Después de que la paciente se había quitado el tubo en repetidas ocasiones, su hija, que era enfermera, y yo, fuimos a hablar con la paciente. La señora entendía claramente que sin el tubo se iba a morir, y así lo deseaba ella. La hija aceptó la decisión de su madre. Nunca se me olvidará la última vez que las vi. Cuando giré en el pasillo para entrar a la habitación, vi que la hija, subida a la cama de la paciente, sostenía a su madre en sus brazos. Había silencio. Las palabras sobraban. ¿Cuál de los dos es mejor símbolo de cariño? ¿Una hija que acuna a su madre en sus últimos días o una sonda de alimentación? Ojalá cuando a mí me llegue el día tenga el contacto cariñoso de una persona que se interese por mí.

> *"La peor tragedia es la despersonalización... la muerte en un lugar estéril y ajeno, lejos del alimento espiritual que viene de alcanzar una mano amiga".*
>
> **Norman Cousins**

Esto me recuerda las palabras de Norman Cousins "... La muerte no es la peor tragedia. La peor tragedia es la despersonalización... la muerte en un lugar estéril y ajeno, lejos del alimento espiritual que viene de alcanzar una mano amiga".[122]

3. La hospitalización. He sido testigo del uso muy efectivo de la decisión de que no se lleve al hospital a pacientes de residencias de ancianos. Por diseño, los hospitales son más agresivos en el tratamiento de las enfermedades. Cuando la salud de los pacientes declina y tienen enfermedades agudas, a menudo parece más apropiado atenderlos únicamente en su hogar o en la residencia.

A veces la hospitalización parece la única posibilidad si se trata de una fractura de cadera. Muchas veces he quedado sorprendido de la recuperación de algunos pacientes de edad avanzada tras la implantación de una cadera ortopédica. Por otro lado, a veces la hospitalización por una operación de ese tipo es el comienzo del fin. Yo no sé cómo se sabe por adelantado en qué categoría se encuadra cada paciente. Sí sabemos que la mitad de los pacientes de demencia en etapa terminal que van al hospital por neumonía o una fractura de cadera morirá en el plazo de seis meses, en comparación con el 12-13 por ciento de los pacientes que tienen sus facultades mentales intactas.[56] Los pacientes y las familias deben hablar con médicos y enfermeras para determinar qué es lo correcto para *este* paciente en *este* momento. Como regla general, la hospitalización debe reservarse para pacientes a los que no se puede atender en la residencia o en el hogar pero cuyas necesidades pueden satisfacerse en el hospital.

4. Hospice y la orden de "paliativos únicamente". El concepto de Hospice es más eficaz cuando el paciente y su familia entran al programa meses antes de la muerte del paciente. También es ideal que se pase a la orden de paliativos únicamente antes de lo que se hace ahora. Lamentablemente, algunas personas no cambian su enfoque hasta el final del proceso de la enfermedad. Estos pacientes y sus familias se pierden los beneficios plenos del programa Hospice y de la orden de dar "paliativos únicamente".

Lo bueno de este método es que el paciente, la familia y el equipo médico ya no están consumidos por agresivos intentos en busca de una cura. Se siguen atendiendo todos los síntomas físicos, pero el énfasis se traslada al alivio del dolor y a la atención emocional y espiritual del moribundo y su familia. Sin la cura como objetivo principal, el paciente y su familia pueden dedicarse a la tarea difícil, pero más importante, de mejorar la calidad de

> *Lamentablemente, algunas personas no cambian su enfoque hasta el final del proceso de la enfermedad. Estos pacientes y sus familias se pierden los beneficios plenos del programa Hospice y de la orden de dar "paliativos únicamente".*

vida del paciente, de despedirse, de elaborar el duelo juntos y de compartir uno de los acontecimientos más importantes en la vida de la familia.

Cambio del plan de tratamiento

Uno de mis objetivos al escribir este libro fue presentar ante los que toman decisiones médicas en nombre de un paciente, la amplia gama que existe de medidas legales, éticas, morales y médicas aceptables. ¿Qué factores inciden para elegir un plan de tratamiento en lugar de otro?

En mis años de experiencia como capellán en la atención de la salud, he pensado mucho en las intervenciones médicas en favor de pacientes que se encuentran en las últimas etapas de su vida. He pensado en la RCP, en la alimentación artificial, en la terapia intravenosa para pacientes moribundos, en la hospitalización e incluso en el uso de antibióticos y de pruebas diagnósticas en pacientes moribundos. A menudo, a mis propios ojos y los de mis colegas en el equipo médico, estos tratamientos no son indicados desde el punto de vista médico, tienen beneficios marginales (si es que tienen alguno), aumentan la carga de seguir viviendo, probablemente prolongan el proceso de la muerte y no son necesarios conforme a la ética, la ley, la moralidad ni la fe. ¿Por qué se los realiza?

Tal vez el motivo por el cual se eligen estos tratamientos es que la familia no ha logrado desprenderse del paciente (y el médico tampoco, ni ha informado a los responsables de las decisiones que los beneficios del tratamiento son apenas marginales). **Quienes eligen estos procedimientos de prolongación de la vida para los ancianos que no responden lo hacen principalmente por su incapacidad de separarse, más que por necesidad ética o porque el tratamiento sea médicamente apropiado.**[123,124] ¿De qué otra forma se puede explicar que haya tanta variedad de tratamientos para pacientes con la misma afección?

Muchas veces veo que la lucha emocional y espiritual supera todas las otras consideraciones. Los cuidadores que comparten cultura y religión lo mismo elegirán planes diferentes de tratamiento, porque a un cuidador le resulta más difícil que a otro desprenderse del paciente.[7,125-128] Esto se hace patente cuando hermanos y hermanas eligen diferentes tratamientos. He oído muchas veces "Los demás decidimos que era hora de desprendernos de mamá, pero nuestro hermano todavía no está preparado". Otra razón por la cual sé que las decisiones se sustentan en la lucha emocional y espiritual de desprenderse del enfermo es que he visto a muchos familiares que han cambiado de un plan curativo a la suspensión del tratamiento. Por

Palabras que pueden
probar las familias que hablan con un enfermo

Cuando le parece que quiere decir:	Pruebe esto en su lugar:
Papá, vas a andar bien.	Papá, ¿estás preocupado por algo?
No hables así. Tú puedes vencer esta situación.	Debe ser difícil aceptar todo esto.
No veo en qué forma alguien puede ayudar.	Siempre estaremos a tu lado, cada vez que nos necesites.
No puedo hablar de esto.	En este momento me siento abrumado. ¿Podemos hablar esta noche?
Los médicos no saben. A lo mejor vives para siempre.	¿Te parece que los médicos tendrán razón? ¿Qué opinas?
No dejes de luchar. Te necesito aquí.	Te necesito aquí. Te voy a extrañar muchísimo. Pero de alguna forma saldremos adelante.
Tiene que haber algo más que se pueda hacer.	Procuraremos la mejor atención médica posible, pero estemos juntos cuando hayamos hecho todo lo que se pueda.
No te pongas triste. Vas a estar bien.	Debe ser difícil. ¿Puedo sentarme un rato a tu lado?

Tomado de *Handbook for Mortals: Guidance for People Facing Serious Illness*, p. 11, por Joanne Lynn y Joan Harrold, Copyright © 1999 por Joanne Lynn. Citado con permiso de Oxford University Press, Inc.

lo general los responsables por las decisiones no cambian de *idea* sobre la ética, la ley, la moralidad o la religión. Lo que cambian son sus *sentimientos*, cuando por fin llegan al punto en que pueden decir el último adiós y dejar que la vida siga su curso.

La lucha emocional—Cuando nos equivocamos de paciente

Una amiga se me acercó un lunes tratando de contener las lágrimas, al tiempo que me decía "Para el jueves tengo que tomar una decisión de vida o muerte para mi madre". Mi amiga vivía a dos o tres horas del lugar donde su madre estaba internada en un hospital. Su madre llevaba dos años con mala salud, durante los cuales había tenido dos derrames cerebrales, no le funcionaban los riñones y en el hospital se le realizaban diálisis. Mi amiga y su familia tenían que decidir si retirarle o no la diálisis.

Pensando en las consideraciones que le ayudarían a tomar una decisión, le pregunté "¿Cuán eficaz es la diálisis?"

"Oh, el médico dice que no le sirve para nada".

Le pregunté "¿Alguna vez su mamá dio alguna indicación de lo que hubiera deseado?"

"Sí, dijo que no quería que se le practicara la diálisis".

Yo no daba crédito a mis oídos. Entonces le dije "Como amigo, le voy a hablar con toda franqueza. Ésta no es una decisión difícil. No cabe duda de que se debe interrumpir el tratamiento. ¿Qué es lo que complica tanto la decisión?"

Otra vez se le cerró la garganta mientras luchaba contra las lágrimas. "Será que me siento culpable porque no he visitado a mi madre con frecuencia en estos últimos años". Por lo menos tuvo la franqueza de reconocer ante sí misma que el problema venía por ahí. A una paciente se la estaba tratando a millas de distancia para resolver la conciencia culpable de la hija. Esto ocurre con más frecuencia de lo que quisiéramos admitir.

Una vez un médico ordenó que se colocara una sonda para hidratar a una paciente moribunda, y le dijo a la enfermera "Esto lo hacemos para la familia". Él sabía que la sonda no agregaría algo para la comodidad de la paciente y que hasta podía contribuir a incomodarla. Pero él estaba haciendo *algo* por una familia emocionalmente quebrantada. Ojalá ese médico le hubiera dicho a la familia "Yo sé que a ustedes les cuesta aceptar que vuestra madre se está muriendo. Nadie quiere perder a su madre. Pero colocarle una sonda no la ayudará ni impedirá la muerte. Me preocupan ustedes, y quisiera que la enfermera llamara al capellán o a la asistente social para que ustedes puedan hablar con ellos sobre la situación. Nosotros procuraremos mantener a vuestra madre lo más cómoda y sin dolor posible".

A veces parece más fácil la aplicación de un tratamiento agresivo a los pacientes, a veces durante años, que la ayuda para que las familias enfrenten las dificultades emocionales y espirituales que guían sus decisiones sobre el tratamiento. Por cierto, los médicos están educados para ordenar tratamientos médicos, pero no necesariamente para ayudar a que los pacientes y las familias lidien en su lucha interna, que es más difícil. ¿Es de sorprender que los médicos resuelvan la lucha emocional de una familia ordenando un tratamiento más agresivo para el paciente? El problema es que se equivocan de paciente.

¿Puede usted desprenderse y dejar que la vida siga su curso? Por supuesto que sí... Puede tomar mucho o poco tiempo.

¿Puedo desprenderme y dejar que la vida siga su curso?

Una vez, una hija cuyo padre estaba cerca de la muerte, me dijo "Sé que lo mejor es la orden "No RCP", pero no soy capaz de desprenderme de mi padre". Ella no hablaba de decisiones médicas ni éticas, sino que estaba en medio de una lucha emocional para separarse de su padre. Su apego era tan solo una ilusión. Tal vez le parecía que los intentos de RCP le ayudarían a retener a su padre un poquito más, pero en la realidad el tratamiento no lograría ese resultado. Por fin, apenas unos días antes de la muerte de su padre, ella pidió que se diera la orden de no reanimar el corazón.

Tuvimos a otro paciente de más de 80 años, a quien se alimentaba por medio de una sonda. En los cuatro años que pasó en nuestra residencia, muy rara vez respondió al medio que lo rodeaba. La esposa respondió a las preguntas que yo le hice para ayudarle a tomar la decisión sobre el retiro de la alimentación artificial dejando que el esposo muriera. Su comentario fue "Yo sé que lo mejor sería que se muriera. Yo sé que él nunca hubiera querido que se lo mantenga vivo de esta forma. Yo sé que nunca va a mejorar. Pero no lo puedo dejar ir".

Ella luchó contra la decisión sobre el tratamiento por más de dos años. Por fin, se celebró una reunión a la que asistimos ella y su pastor espiritual, un administrador, una hija y yo. Estudiamos la condición del paciente y lo que él hubiera deseado. El pastor pidió que el administrador y yo nos retiráramos de la sala por un minuto. Cuando nos llamó para que regresáramos, la señora manifestó que había tomado la decisión de abandonar el tratamiento y permitir la muerte de su esposo. Nunca olvidaré las palabras que siguieron. "Siento que se me ha quitado un gran peso de mis espaldas". La señora había aceptado que había llegado el momento de desprenderse y dejar que la vida siga su curso.

¿Puede usted desprenderse y dejar que la vida siga su curso? Por supuesto que sí, aunque algunos nunca se deciden. Puede tomar mucho o poco tiempo. Como asesor espiritual, yo me pregunto qué puedo hacer que ayude a que las familias lleguen a ese punto. Años después del acontecimiento, llamé a los familiares de dos pacientes que fallecieron después de que se les suspendió la alimentación artificial, y les pregunté a cada uno: "¿Lamentó usted la decisión de suspender el tratamiento?" Sin saber lo que habían respondido los otros, todos respondieron de inmediato: "Sí. Lamento no haberlo hecho antes". Luego les pregunté: "¿Pudimos, el centro de tratamiento o yo, haber hecho algo para ayudarle a tomar su decisión antes?" Una vez más, la respuesta fue unánime "No. Lleva tiempo".

A este elemento de tiempo se debe mi observación de que las familias de los pacientes con demencia aceptan con más presteza la idea de que su ser querido se irá.[55,129] Debido al avance lento de la enfermedad, la familia ha pasado años despidiéndose de partes de la personalidad del paciente. Han pasado años de luto y adioses, y por lo tanto ven la orden de que no se administren respiración ni alimentación artificial como el próximo paso en la despedida final. No quiero decir con esto que la decisión sea "fácil" para alguien. Sin embargo, debido a la índole emocional de estas decisiones, las familias de los pacientes con demencia ya han pasado por gran parte de la experiencia de desprenderse y dejar que la vida siga su curso.

Una vida de separaciones

Tras la descripción de las difíciles y a veces dolorosas luchas de muchas personas para dejar ir a sus seres queridos al final de la vida, un terapeuta masajista de mi amistad comentó: "Es lo mismo con mis pacientes. Vienen con dolor de cuello o de espalda. Tienen que aprender a ceder".

La respuesta natural ante la posibilidad de perder a alguien es aferrarse a él o ella para controlar la situación. Irónicamente, esto no lleva a una vida de libertad y alegría, precisamente lo que tratamos de encontrar. La mayoría de nosotros aprendemos a separarnos. Dejamos atrás la niñez y aceptamos responsabilidades de adultos. Nos separamos de nuestros hijos adolescentes y de nuestros intentos de controlarlos. Nos separamos de la idea de que encontraremos la felicidad en nuestras posesiones o en nuestras carreras. Incluso aprendemos que debemos separarnos de otras personas y no depender de ellas para nuestra felicidad. Para aprender estas lecciones tenemos que aceptar que, en primer lugar, estas cosas o estas personas nos fueron dadas como regalo.

Hay dos maneras de aferrarnos a lo nuestro. Podemos apretarlo fuerte en la mano, como si fuera una moneda. Tenemos

No quiero decir con esto que la decisión sea "fácil" para alguien. Sin embargo, debido a la índole emocional de estas decisiones, las familias de los pacientes con demencia ya han pasado por gran parte de la experiencia del adiós.

miedo de perderla, y por eso la sujetamos con fuerza. Por cierto, si abrimos la mano con la palma hacia abajo la moneda se caerá y nos sentiremos defraudados. La otra manera de tener la moneda es con la palma abierta hacia arriba. La moneda puede quedar en su sitio, o se la puede llevar un viento fuerte o alguien puede golpearnos la mano y dejarnos sin la "posesión" de la moneda. Pero mientras se quede, será nuestro el privilegio de tenerla. La tenemos con la palma abierta. La mano está descansada y experimentamos libertad.[130]

No quiero trivializar ni simplificar en exceso las luchas profundas en nuestro corazón cuando debemos tomar decisiones sobre el final de la vida. **Sin embargo, estoy convencido de que separarse y dejar que la vida siga su curso que se puede experimentar toda la vida**. Las personas controladoras, que se aferran, tienden a serlo hasta el final de sus días. Los que viven la vida con el sentido de que gozan de un regalo también tienden a hacerlo hasta el final de sus días.[131] Daniel Callahan escribe: "Nuestra forma de morir será una expresión de la forma en que hemos querido vivir, y el significado que encontremos en nuestra muerte estará probablemente en consonancia con el significado que le vimos a nuestra vida... La persona que descubre la forma de dejar ir a la vida no solo tendrá una vida más rica y más flexible, sino que también estará más preparado para la declinación de la vida."[132]

A lo largo de la mayor parte de nuestros días, el tratamiento curativo agresivo es apropiado. Los que viven con un sentido de desprendimiento pueden buscar tratamiento contra enfermedades de las cuales tienen una posibilidad razonable de recuperarse. Pero aquéllos que sienten que la vida es un regalo tienen menos dificultades para decir que no cuando el tratamiento ofrece una posibilidad limitada de cura y una posibilidad mayor de que resulte en una carga.

Dos estudios descubrieron que la RCP se usa con menos frecuencia en residencias de ancianos que pertenecen a grupos religiosos.[6,7] Los estudios no se proponían averiguar el por qué de esta circunstancia, pero una razón posible es la visión positiva que tienen estos grupos de la vida después de la muerte. En mi opinión, esta explicación no basta para explicar la diferencia en el uso de RCP. Yo opino que la administración y el personal de dichas instituciones tienen el sentido de que la vida es un don, y de que aferrarse demasiado a ella es una contradicción. Viven la vida con la mano abierta, disfrutando de cada momento sin que necesiten controlar los acontecimientos, y tampoco deben impedir la muerte. Con su presencia, comunican este estilo de vida a los pacientes y sus familias. Yo espero que la fe que me ilumina me permita vivir plenamente cada día, con sentido de que me han sido concedidas una gracia y un regalo. Cuando mi regalo de la vida se agote, no tendré que aferrarme a él, para mí ni para mis seres queridos.

Algunas consideraciones religiosas

A veces algún familiar que elige un tratamiento agresivo para prolongar la vida, como la RCP o el pulmotor, dice algo como "Cuando Dios llama a alguien al cielo, esa persona se va, no importa lo que hagamos nosotros". Entretanto el paciente sigue vivo amarrado a un aparato. Pero yo creo que ciertas cosas que hacemos impiden que alguien "sea llamado al cielo".

¿Qué mensaje más claro puede darnos un cuerpo de que es "hora de irse" que parar los latidos del corazón? Cuando un cuerpo no puede ingerir alimentos por la vía natural, tal vez estemos "jugando a ser Dios" si le insertamos una sonda de alimentación. Por otro lado, tal vez juguemos a ser Dios si no aplicamos toda la tecnología que "Él nos ha dado". No hay respuestas fáciles.

Yo prefiero no adivinar lo que Dios tratan de decirnos por conducto del estado de salud de una persona. No quiero decir que deberíamos tomar estas decisiones sin oración ni guía de nuestros asesores espirituales. Pero no podemos presumir que Dios tratan de decirnos una cosa u otra. El solo hecho de que tengamos la "bendición" de cierta tecnología no significa que tengamos la obligación de usarla.

En mi primera visita a una mujer que tenía un cáncer avanzado y en metástasis, el marido me dijo "Hank, Dios me ha dicho que mi señora no morirá, de modo que no quiero nada de conversaciones negativas sobre la muerte, sino solo pensamientos positivos sobre la curación". Le dije que respetaría sus deseos pero que por lo general yo dejaba que los pacientes y sus familias decidieran los temas de conversación, y que surgía el tema de la muerte yo hablaría de él.

Un mes más tarde recibieron la noticia de que el cáncer había avanzado a otro órgano. Cuando llegué de visita el marido se preparaba a salir para el trabajo. "¿Se acuerda de lo que le dije, que Dios me ha dicho que mi esposa va a vivir? Bueno, sigo creyendo lo mismo, pero ahora Satanás quiere que yo empiece a dudarlo. ¿Puede rezar por mí?" Le respondí que por supuesto así lo haría. El marido se fue y yo le pregunté a la señora si ella tenía tanta confianza como su esposo en que ella no iba a morir. Me contestó que no y comenzó a llorar. Entre lágrimas prosiguió "Tengo miedo de que si muero defraudaré a mi esposo".

Me parece que entramos en terreno peligroso cuando recibimos un claro mensaje divino de que alguien con cáncer avanzado no morirá cuando sabemos que todos tenemos un 100 por ciento de probabilidades de morir.

En mi próxima visita le conté a él lo que ella me había dicho. Se sentó al lado de ella, le tomó la mano y le aseguró que ella nunca lo defraudaría. Yo dije que a mí me preocupaban dos aspectos de que solo se hablara de curación en medio de una situación tan grave. "El primero es que no se le controle el dolor adecuadamente, siguiendo la lógica de que total como no se morirá, con el Tylenol basta. El segundo es que se le pase la oportunidad de mantener algunas conversaciones importantes con ella si usted no acepta la posibilidad de la muerte. Todos debemos vivir como si cada día fuera el último, pero en la situación de ustedes esa disposición es más importante aun".

Después que la señora falleció el marido me dijo que él sabía que Dios le había dicho que ella no moriría porque Dios sabía que él no podría aceptar la verdad. A mí no me gusta hablar por

Dios, pero no creo que Dios nos diga una mentira intencionalmente. En mi opinión, este hombre estaba tan desesperado por oír las palabras "ella no va a morir", que él se imaginó que las palabras venían de Dios. Es perfectamente comprensible que él no quisiera perder a su esposa, y por cierto es muy apropiado orar para que haya una curación. Pero me parece que entramos en terreno peligroso cuando recibimos un claro mensaje divino de que alguien con cáncer avanzado no morirá cuando sabemos que todos tenemos un 100 por ciento de probabilidades de morir.

La espiritualidad de la lucha

Si bien tal vez no sean muchas las personas que se plantean estas preguntas sobre Dios y la religión, todos nos formulamos preguntas espirituales más profundas a medida que contemplamos el final de la vida. Cuando digo "espiritual" no me refiero a la religión, a un lugar de oración ni a una manera organizada de pensar en Dios. Uso el término en el sentido más amplio de "aquéllo que da sentido último a la vida". En este sentido, "espiritual" denota nuestra esencia, que va más allá de la carne y los huesos en los que vivimos. Nuestra naturaleza espiritual se ve desafiada más a fondo cuando un ser querido muere o está muriendo. Ahora que el soplo de vida ha desaparecido y la sangre ya no infunde vitalidad a la carne, ¿qué significado tiene la vida de esta persona?

Lamentablemente, muchas personas pasan gran parte de su vida evitando esta pregunta, la última de las últimas.[133-135] Nos rodeamos de objetos y actividades para tapar la realidad de nuestra impermanencia. Nos aferramos a la vida y a nuestros seres queridos que están al borde de la muerte, pero este aferrarnos puede traernos tanto dolor espiritual como la muerte misma. Muchas veces en nuestras reuniones del equipo de Hospice hablamos de familias que se aferran con todo lo que tienen. Eran familias controladoras. Yo he dicho muchas veces "La muerte ya es bastante difícil. Estas personas la están haciendo mucho más difícil de lo que necesita ser". Sogyal Rinpoche escribe "Tenemos terror de desprendernos, terror, en realidad, de vivir, pues se aprende a vivir aprendiendo a desprenderse. Esta es la tragedia y la ironía del querer aferrarnos: no sólo es imposible, sino que nos trae el mismo dolor que tratamos de evitar".[136]

Esta enseñanza sobre la impermanencia de la vida se puede encontrar en todas las culturas, religiones y edades. Ya lo dijo el salmista: "Porque el que sabe cómo estamos hechos, recuerda que somos polvo. La vida del hombre es como la hierba. Brota como una flor silvestre; tan pronto como la azota el viento, deja de existir y nadie vuelve a saber de ella".[137]

"Señor, concédeme serenidad para aceptar las cosas que no puedo cambiar; el coraje para cambiar las que puedo, y la sabiduría para conocer la diferencia".[145]

Reinhold Niebuhr

Sin embargo, parecería que en nuestra cultura actual hacemos todo lo posible por negar la impermanencia y luchamos "hasta el final", por convencernos de que "las cosas no son así". **Es aquí cuando, aceptemos o no la certidumbre de nuestra propia muerte y la de aquellos a quienes amamos, la adopciónde decisiones sobre el fin de la vida se convierte, en el fondo, en un tema espiritual.** Para desprendernos, necesitamos el sentido de que la persona, aun en la muerte, estará bien.

Darse por vencido, desprenderse y dejar que la vida siga su curso

Un psicoterapeuta me dijo que un hombre que luchaba contra el SIDA una vez le dijo: "Por fin he aprendido la diferencia entre darme por vencido y desprenderme". A menudo he pensado en esto y lo veo como una lucha en la que estamos empeñados todos, especialmente cuando luchamos con decisiones sobre el final de la vida.

La verdad es que todos morimos, ya sea que nos demos por vencidos o que nos desprendamos. Estamos eligiendo entre la forma de nuestra muerte o la de un ser querido. **Morimos con confianza y en estado de gracia, o en estado de temor y lucha.** Tal vez el título de mi obra esté equivocado. No enfrentamos muchas decisiones difíciles. Enfrentamos una sola decisión difícil. ¿**Podemos desprendernos y vivir en estado de gracia, o seguiremos aferrándonos por temor?** ¿O podemos dejar que la vida siga su curso?

Darse por vencido, desprenderse y dejar que la vida siga su curso

Darse por vencido implica una lucha –
Desprenderse implica una alianza
Dejar que la vida siga su curso implica, en realidad, que no hay nada que nos separe

Darse por vencido indica que hay algo que perder
Dejar que las cosas sigan su curso indica que hay algo que ganar
Dejar que la vida siga su curso indica que no importa

Darse por vencido implica terror al futuro –
Desprenderse implica contemplar el futuro.
Dejar que la vida siga su curso acepta que el presente es el único momento que tenemos

Darse por vencido se alimenta del temor –
Desprenderse se alimenta de la gracia y la confianza.
Dejar que la vida siga su curso es simlemente vivir

Darse por vencido es una derrota a manos del sufrimiento–
Desprenderse es una victoria sobre el sufrimiento
Dejar que la vida siga su curso indica que el sufrimiento comienza en mi propia mente

Darse por vencido es ceder el control contra mi voluntad a fuerzas que me superan -
Desprenderse es elegir ceder ante fuerzas más poderosas que yo
Dejar que la vida siga su curso reconoce que el control y laposibilidad de elegir pueden ser ilusorios

Darse por vencido implica que a Dios hay que temerle –
Desprenderse implica confianza en que Dios me va a cuidar.
Dejar que la vida siga su curso no se plantea la pregunta

Hank Dunn

De verdad es eso de lo que estamos hablando, "dejar que las cosas sucedan". Suspender o no administrar métodos artificiales y mecánicos es devolver al paciente a su estado natural. Aceptar lo que es. Aceptamos que el paciente se está muriendo y que nosotros dejaremos que así sea.[138]

Viktor Frankl es un psiquiatra judío que estuvo prisionero durante varios años en campos de concentración nazis. Observando la conducta de los reclusos, de los guardias y la suya propia, se preguntó: "¿Puede tener sentido la vida en circunstancias tan horribles?" Su respuesta fue "sí". Me refiero a los que sufrieron bajo los nazis. Por cierto, su sufrimiento tuvo un elemento del mal que todos nosotros esperamos nunca tener que enfrentar. A eso me refiero. Si ellos, en circunstancias tan horribles, pudieron encontrar esperanza y significado, no cabe duda de que yo también puedo en cualesquiera sean las dificultades que me depare la vida.

De las numerosas anécdotas que relata, la que más me emociona es la de una joven en su lecho de muerte. Esta historia contiene la esencia del poder desprenderse y la seguridad de que, en el fondo, el mundo es un lugar amable:

Esta joven sabía que iba a morir en pocos días. Pero cuando le hablé, se mostraba alegre pese a conocer su final próximo. "Agradezco que el destino me haya golpeado tan fuerte. En mi otra vida fui una consentida y no me tomé en serio la vida espiritual". Señalando hacia la ventana de su cabaña, comentó "Este árbol es mi único amigo en esta soledad". Por la ventanita veía una rama de un castaño, y en la rama había dos flores. "A menudo hablo con el árbol", me dijo. Me sorprendí, y no supe muy bien cómo interpretar sus palabras. ¿Deliraba? ¿Tenía alucinaciones? Le pregunté si el árbol le respondía. "Sí". "¿Y qué le dice?" "Estoy aquí. Estoy aquí. Soy la vida, la vida eterna".[139]

Si una mujer a las puertas de la muerte en un campo de concentración puede ver que hay bondad, ¿entonces qué hay de malo con mi visión?

La muerte no es lo peor que nos puede pasar

A menudo las mejores lecciones sobre la vida nos vienen de personas que han estado cerca de la muerte. Muchos que han tenido una experiencia cerca de la muerte y han vuelto a la vida nos dicen que "el otro lado" es un lugar hermoso y que le han perdido el miedo a la muerte.[140-142] Su vida ha cambiado para mejorar después de esa experiencia.

Sandol Stoddard cuenta conversaciones con pacientes del programa Hospice:

"Déjeme que le diga, doctor, morir es la mejor experiencia de la vida", comentaba una paciente de 83 años de Hospice de Marín. Qué quiso decir con estas espléndidas palabras permanece un misterio, igual que la vida misma. "Me parece que era mi destino venir aquí", dice la última carta de Lillian Preston desde Hospice de Saint Christopher, "para poder, por fin, experimentar gozo". "Yo no sabía cómo vivir, hasta que vine aquí a morir", expresa un caballero anciano y ciego del Hospice de Saint Joseph, en Londres. [143]

Es cierto que la familia, los amigos y la comunidad en general se entristecen y lamentan la pérdida de un ser querido. Y sin embargo, tenemos que incorporar esta pérdida a nuestra comprensión del significado de la vida. Etty Hillesum, quien moriría en el campo de concentración de Auschwitz, escribió sus contemplaciones acerca de su propia muerte. Etty dijo,

"La realidad de la muerte se ha convertido en una parte de mi vida. La muerte ha extendido, por así decirlo, mi vida. Miro a la muerte a los ojos y la acepto, acepto la destrucción como parte de la vida y ya no malgasto mis energías temiéndole a la muerte o negándome a reconocer su inevitabilidad. Puede sonar paradójico: excluyendo la muerte de nuestra vida no podemos vivir una vida plena, y admitiendo la muerte en nuestra vida la ampliamos y la enriquecemos".[144]

Yo desearía que los ancianos con enfermedades que amenazan su vida, sus familiares y sus médicos tuvieran la gracia de aceptar que llega un momento en que lo único que

> *Puede sonar paradójico: excluyendo la muerte de nuestra vida no podemos vivir una vida plena, y admitiendo la muerte en nuestra vida la ampliamos y la enriquecemos.*
>
> **Etty Hillesum**

hacen ciertos tratamientos médicos es prolongar el proceso de la muerte. Ojalá ellos también tengan la sabiduría para darse cuenta de cuándo ha llegado ese momento. Y ojalá en esos momentos de separarse y dejar que la vida siga su curso se sientan sostenidos por un Dios amoroso en el medio de un universo que los ama.

Los filósofos, los sabios y los santos de todas las épocas a menudo muestran una profunda comprensión de que la esencia de la vida es vivir cada día en plenitud, y que una vida no es negada por la muerte. Yo espero que los pacientes y sus familias se concentren en vivir cada día en plenitud, aceptando al mismo tiempo que la medicina moderna no tiene la capacidad de extender la vida indefinidamente.

El conservacionista Edward Abbey pensó sobre el final de sus cortos 62 años, y comentó "Lo trágico no es morir, sino que la peor tragedia personal es haber vivido sin haber participado plenamente en la vida".[147] El doctor Bernie Siegel trabaja con enfermos de cáncer, y ha formado grupos de pacientes llamados EcaP, que en inglés significa Pacientes de Cáncer Excepcionales". Un miembro del grupo dijo un día: "La muerte no es lo peor que nos puede ocurrir". A lo que Siegel agrega "Lo peor que nos puede ocurrir es no vivir".[148]

Mi mensaje para los que emprenden el viaje de la despedida y los que dejan que la vida siga su curso es de esperanza. Podemos vivir cada día plenamente aun cuando aceptemos la certeza de nuestra propia muerte y la de aquellos que amamos. El reconocimiento de que la medicina no puede postergar la muerte indefinidamente no es una derrota. Por un lado, es aceptar el mundo tal como fue creado, al tiempo que tenemos el profundo sentimiento de que el Creador nos ha concedido el regalo de la vida. Para mí, el mantenerse y aferrarse al miedo es denegar la dádiva y el Dador. Haber transitado el sendero de la despedida con cientos de familias y pacientes solo aumenta mi maravilla ante la vida.

Hank Dunn, Capellán

Endnotes

See **www.hankdunn.com** for links to endnotes.

Abbreviations: *BMJ = British Medical Journal; JAGS=Journal of the American Geriatrics Society; AJHPM= American Journal of Hospice and Palliative Medicine; JAMA = Journal of the American Medical Association; NEJM = New England Journal of Medicine*

1. Lynn J. Dying and dementia (editorial). *JAMA* 1986;256:2244-45.
2. Youngner S. Healthcare Challenges of Medically Futile Care. Issues in Medical Ethics , Medical University of South Carolina, 1994.
3. Kaldjian LC et al. Goals of care toward the end of life: A structured literature review. *AJHPM* 2009;25:501-11.
4. National Conference for Cardiopulmonary Resuscitation (CPR) and Emergency Cardiac Care (ECC): Standards for CPR and ECC. *JAMA* 1974;227:864-6.
5. Saklayen M, Liss H, Markert R. In-hospital cardiopulmonary resuscitation: Survival in 1 hospital and literature review. *Medicine* 1995;74:163-75. Patients with the greatest chance of survival: those who experience a certain kind of abnormal heart rhythm (ventricular tachycardia or fibrillation) (21 percent survived); those with respiratory arrest only; and those who were generally healthy and the cardiac or respiratory arrest was their only medical problem.
6. Duthie E et al. Utilization of CPR in nursing homes in one community: Rates and nursing home characteristics. JAGS 1993;41:384-8.
7. Finucane TE et al. The incidence of attempted CPR in nursing homes. *JAGS* 1991;39:624-6.
8. Varon J, Marik PE. Cardiopulmonary resuscitation in patients with cancer. *AJHPM* 2007;24(3):224-9.
9. Peberdy MA et al. Cardiopulmonary resuscitation of adults in the hospital: A report of 14,720 cardiac arrests from the National Registry of Cardiopulmonary Resuscitation. *Resuscitation* 2003;58:297-308.
10. Booth CM et al. Is this patient dead, vegetative, or severely neurologically impaired? Assessing outcome for comatose survivors of cardiac arrest. *JAMA* 2004;291:870-79.
11. Ebell M et al. Survival after in-hospital cardiopulmonary resuscitation: A meta-analysis. *J of General Internal Med* 2001;13(12):805-16.
12. Terminal disease is "advanced, irreparable organ failures (decompensated cirrhosis of the liver, uremia not amenable to dialysis, New York Heart Association Stage IV congestive heart failure, advanced metastatic cancer, sepsis, anoxic encephalopathy, irreversible respiratory failure)." Saklayen M see note 5 above.
13. Applebaum GE, King JE, Finucane TE. The outcome of CPR initiated in nursing homes. *JAGS* 1990;38:197-200.
14. Tresch DD et al. Outcomes of cardiopulmonary resuscitation in nursing homes: Can we predict who will benefit? *Am J Med* 1993;95:123-30.
15. Awoke S, Mouton CP, Parrott M. Outcomes of skilled CPR in a long-term-care facility: Futile therapy? *JAGS* 1992;40:593-5.
16. Gordon M et al. Poor outcome of on-site CPR in a multi-level geriatric facility: 3 1/2 years experience at the Baycrest Centre for Geriatric Care. *JAGS* 1993;41:163-6.
17. McIntyre KM. Failure of 'predictors' of CPR outcomes to predict CPR outcomes (editorial). *Arch Intern Med* 1993;153:1293-6.
18. Colburn D. The 40-year vigil for Rita Greene. *The Washington Post* Health Section,10-13, Mar 12, 1991 and Obituaries, *The Washington Post* B6, Feb 3, 1999.
19. Maslow K. Total parenteral nutrition and tube feeding for elderly patients: Findings of an OTA study. *Parenter Enteral Nutr* 1988;12:425-32.
20. Cranford RE. The persistent vegetative state: The medical reality (getting the facts straight) *Hastings Center Report* Feb/Mar 1988:27-32.
21. Zerwekh J. Do dying patients really need IV fluids? *Am J Nurs* 1997:26-30.
22. Ellershaw JE, Sutcliffe JM, Saunders C. Dehydration and the dying patient. *Pain Symptom Manage* 1995;10(3):192-7.
23. Byock I. Patient refusal of nutrition and hydration: Walking the ever-finer line. *American Journal of Hospice and Palliative Care* Mar/Apr 1995:8-13.
24. Hall JK. Caring for corpses or killing patients? *Nurs Manage* 1994;25(10):81-9.

25. Sullivan RJ, Jr. Accepting death without artificial nutrition or hydration. *Journal of General Internal Medicine* 1993;8:220-3.

26. Holden CM. Nutrition and hydration in the terminally ill cancer patient: The nurse's role in helping patients and families cope. *Hospice Journal* 1993;9(2/3):15-35.

27. Andrews M, Smith SA, Tischer JF. Dehydration in terminally ill patients: Is it appropriate palliative care? *Postgrad Med* 1993;93:201-8.

28. Printz LA. Terminal dehydration, A compassionate treatment. *Arch Intern Med* 1992;152:697-700.

29. American Dietetic Association. Position of the American Dietetic Association: Issues in feeding the terminally ill adult. *J Am Dietetic Assoc* 1992;92:996-1005.

30. Lamerton R. Dehydration in dying patients. *Lancet* 1991;337:981-2.

31. Musgrave CF. Terminal dehydration: To give or not to give intravenous fluids? *Cancer Nursing* 1990;13:62-6.

32. Fugh-Berman A. Feeding the comatose patient: Procedures create major medical problems. *The Washington Post*, June 26, 1990.

33. Schmitz P, O'Brien M. Observations on nutrition and hydration in dying patients. In *By No Extraordinary Means*, ed. by Joanne Lynn. Bloomington: Indiana Univ. Press, 1989: 29-38.

34. Quill TE. Utilization of nasogastric tubes in a group of chronically ill, elderly patients in a community hospital. *Archives of Internal Medicine* 1989;149:1937-41.

35. Zerwekh JV. The dehydration question. *Nursing83* Jan 1983: 47-51.

36. Oliver D. Terminal dehydration (letter). *Lancet* 1984;2(8403):631.

37. Huffman IL, Dunn GP. The paradox of hydration in advanced terminal illness. *Journal of the American College of Surgeons* 2002;194:835-9.

38. Ahronheim JC. Nutrition and hydration in the terminal patient. *Clinics in Geriatric Medicine* 1996;12:379-91.

39. Casarett D et al. Appropriate use of artificial nutrition and hydration—fundamental principles and recommendations. *NEJM* 2005;353(24):2607-12.

40. Dy SM. Enteral and parenteral nutrition in terminally ill cancer patients: A review of the literature. *AJHPM* 2006;23:369-77.

41. Miyashita M et al. Physician and nurse attitudes toward artificial hydration for terminally ill cancer patients in Japan: Results of 2 nationwide surveys. *AJHPM* 2007;24:383.

42. Leff B et al. Discontinuing feeding tubes in a community nursing home. *Gerontologist* 1994;34:130-3.

43. Institute of Medical Ethics Working Party on the Ethics of Prolonging Life and Assisting Death. Withdrawal of life support from patients in a persistent vegetative state. *Lancet* 1990;337:96-8.

44. Ahronheim JC, Gasner MR. The sloganism of starvation. *Lancet* 1990;335:278-80.

45. Curtis E. Harris, who is both a physician and a lawyer, states "I do not consider the provision of food and water to be the medical treatment of a disease. Provision of food and water is normal or ordinary supportive care." Harris CE, Orr RD. The PVS debate: Even evangelical doctors may differ on this crucial issue. *Today's Christian Doctor* (published by the Christian Medical & Dental Society) 1999;30(1):8-13.

46. Former Surgeon General C. Everett Koop, along with the Association of American Physicians and Surgeons filed papers arguing against withdrawal of the feeding tube. "The clear object of the petition here is to end the life of Ms. Cruzan, an intent which is inimical to the very nature of medicine." Brief for the Assoc. of Am. Physicians and Surgeons. *Cruzan v. Director of Missouri Department of Health*, 497 U.S. 261(1990)(No. 88-1503).

47. Dr. Robert Orr says, that the withdrawal of artificial feeding in a permanently non-responsive patient . . . "is not killing. The discontinuation of a feeding tube in [a case like this] is an acknowledgment that the person is not going to recover, and a resignation to his death." see Harris, Orr, note 45 above.

48. "By definition, a patient in an irreversible coma cannot eat and swallow and thus will die of that pathology in a short time unless life-prolonging devices are utilized to circumvent the pathology. Withholding artificial hydration and nutrition from a patient in an irreversible coma does not introduce a new fatal pathology; rather it allows an already existing fatal pathology to take its natural course." Father Kevin O'Rourke, The AMA statement on tube feeding: An ethical analysis. *America: The National Catholic Weekly* Nov 1986;22:321-4.

49. Gostin LO. Ethics, the Constitution, and the dying process: The case of Theresa Marie Schiavo. *JAMA.* 2005;293:2403-7.

50. Caplan AL, McCartney JJ, Sisti DA, eds. *The Case of Terri Schiavo: Ethics at the End of Life*, Amherst, NY: Prometheus Books: 2006.

51. Wolf-Klein G. Conceptualizing Alzheimer's Disease as a terminal medical illness, *AJHPM* 2007;24(1):77-82.

52. Volicer L; et al. Eating difficulties in patients with probable dementia of the Alzheimer type. *Journal of Geriatric Psychiatry and Neurology* 1989;2188-95.

53. Peck A, Cohen CE, Mulvihill MN. Long-term enteral feeding of aged demented nursing home patients. *JAGS* 1990;38:1195-8.

54. Reisberg B et al. The global deterioration scale for assessment of primary degenerative dementia. *American Journal of Psychiatry* 1982;139:1136-39.

55. Luchins DJ, Hanrahan P. What is appropriate health care for end-stage dementia? *JAGS* 1993;41:25-30.

56. Mitchell SL. A 93-year-old man with advanced dementia and eating problems, *JAMA*. 2007;298(21):2527-36.

57. Lo B, Dornbrand L. Guiding the hand that feeds. *NEJM* 1984;311:402-4.

58. Norberg A et al. Withdrawing feeding and withholding artificial nutrition from severely demented patients: Interviews with caregivers. *West J Nursing Research* 1987;9:348-56.

59. Post SG. Nutrition, hydration, and the demented elderly. *J Med Humanities* 1990;11:185-91.

60. Goldstein MK. Long-term enteral feeding: The British view. *JAGS* 1991;39:732.

61. Meyers RM, Grodin MA. Decisionmaking regarding the initiation of tube feedings in the severely demented elderly: A review. *JAGS* 1991;39:526-31.

62. Gillick M. Rethinking the role of tube feeding in patients with advanced dementia, *NEJM* 2000;342(3):206-10.

63. Finucane T, Christmas C, Travis K. Tube feeding in patients with advanced dementia: A review of the evidence. *JAMA* 282(14):1365-1370, Oct. 13, 1999.

64. Post S. Tube feeding and advanced progressive dementia. *Hastings Center Report* 2001;31(1):36-42.

65. Lynn Joanne, Harrold Joan. *Handbook for Mortals: Guidance for People Facing Serious Illness*. New York: Oxford University Press, 1999: 130-133.

66. Meier DE et al. High short-term mortality in hospitalized patients with advanced dementia: Lack of benefit of tube feeding. *Archives of Internal Medicine* 2001;161:594-9.

67. Hurley AC, Volicer L. Alzheimer disease: "It's okay, Mama, if you want to go, it's okay: Use of a feeding tube." *JAMA* 2002;288:2324-31.

68. Lyder CH. Pressure ulcer prevention and management. *JAMA* 2003;289:223-6.

69. Murphy LM, Lipman TO. Endoscopic gastrostomy does not prolong survival in patients with dementia. *Archives of Internal Medicine* 2003;163:1351-3.

70. Mitchell S et al. Clinical and organizational factors associated with feeding tube use among nursing home residents with advanced cognitive impairment. *JAMA* 2003;290:73-80.

71. Lacey D. Tube feeding, antibiotics, and hospitalization of nursing home residents with end-stage dementia: Perceptions of key medical decision-makers. *American Journal Alzheimer's Disease and Other Dementias* 2005:20:211.

72. Pasman HRW et al. Discomfort in nursing home patients with severe dementia in whom artificial nutrition and hydration is forgone. *Archives of Internal Medicine* 2005;165:1729-35.

73. Hoffer LJ. Tube feeding in advanced dementia: the metabolic perspective. *BMJ* 2006;333:1214-15.

74. Mitchell SL et al. A decision aid for long-term tube feeding in cognitively impaired older persons. *JAGS* 2001;49(3):313-16.

75. Monteleoni C, Clark E. Using rapid-cycle quality improvement methodology to reduce feeding tubes in patients with advanced dementia: before and after study. *BMJ* 2004;329:491-4.

76. Simmons SF. Prevention of unintentional weight loss in nursing home residents: A controlled trial of feeding assistance. *JAGS* 2008;56(8):1466-73.

77. DeLegge MH. Tube feeding in patients with dementia: where are we? *Nutrition in Clinical Practice* 2009;24:214.

78. Miller SC et al. Hospice enrollment and hospitalization of dying nursing home patients. *American Journal of Medicine* 2001;111(1):38-44.

79. Hanson LC, Ersek M. Meeting palliative care needs in post-acute care settings: "To help them live until they die." *JAMA* 2006;295:681-6.

80. Munn JC et al. Is hospice associated with improved end-of-care in nursing homes and assisted living facilities? *JAGS* 2006;54:490-5.

81. Lynn; Harrold, *Handbook for Mortals.* 1999: 1-14.
82. National Hospice and Palliative Care Organization. www.caringinfo.org.
83. Berry ZS, Lynn J. Hospice medicine. *JAMA* 1993;270:221-2.
84. Callahan, Daniel. *The Troubled Dream of Life: In Search of a Peaceful Death.* New York: Simon & Schuster, 1993: 201-202.
85. Morrison RS, Siu A. Survival in end-stage dementia following acute illness. *JAMA* 2000;284:47-52.
86. Riesenberg D. Hospital care of patients with dementia. *JAMA* 2000;284(1):47-52.
87. Volicer BJ et al. Predicting short-term survival for patients with advanced Alzheimer's disease. *JAGS* 1993;41:535-40.
88. Volicer L et al. Hospice approach to the treatment of patients with advanced dementia of the Alzheimer type. *JAMA* 1986;256:2210-13.
89. Volicer L et al. Impact of special care unit for patients with advanced Alzheimer's disease on patients' discomfort and costs. *JAGS* 1994;42:597-603.
90. Rhymes JA, McCullough LB. Nonaggressive management of the illnesses of severely demented patients: An ethical justification. *JAGS* 1994;42:686-7.
91. Mitchell SL et al. Dying with advanced dementia in the nursing home. *Archives of Internal Medicine* 2004;164:321-6.
92. Mitchell SL et al. Hospice care for patients with dementia. *Journal of Pain and Symptom Management* 2007;34(1):7-16.
93. American Academy of Pediatrics Committee on Bioethics and Committee on Hospital Care: Palliative Care for Children. *Pediatrics* 2000;106(2), reaffirmed Pediatrics 2007;119(2).
94. Wolfe J et al. Understanding of prognosis among parents of children who died of cancer: Impact on treatment goals and integration of palliative care. *JAMA* 2000;284:2469-75.
95. McCabe MA et al. Implications of the patient self-determination act: Guidelines for involving adolescents in medical decision making. *J Adolescent Health* 1996;19:319-24.
96. American Academy of Pediatrics Committee on Bioethics: Guidelines on forgoing life-sustaining medical treatment. *Pediatrics* 1994;93(3):532-6.
97. Fried TR, Gillick MR. Medical decision-making in the last six months of life: Choices about limitation of care. *JAGS* 1994;42:303-7.
98. Lipsky MS et al. The use of do-not-hospitalize orders by family physicians in Ohio. *The Journal of Family Practice* 1990;30:61-7.
99. Mitchell SL et al. Decisions to forgo hospitalization in advanced dementia: A nationwide study. *JAGS* 2007;55(3):432-8.
100. Jencks SF et al. Rehospitalizations among patients in the Medicare Fee-for-Service Program. *NEJM* 2009;360(14):1418-28.
101. Meier DE et al. High short-term mortality in hospitalized patients with advanced dementia. *Archives of Internal Medicine* 2001;161:594-9.
102. Naparstek, Belleruth. *Staying Well With Guided Imagery.* New York: Warner Books, 1994.
103. Ankrom M et al. Elective discontinuation of life-sustaining mechanical ventilation on a chronic ventilator unit. *JAGS,* 2001;49(11): 1549-54.
104. United States Renal Data System. USRDS 1997 (and 1998) annual data report. Bethesda, MD: Natl. Inst. of Health, Natl. Inst. of Diabetes and Digestive and Kidney Disease; 1997 (and 1998).
105. Renal Physicians Association and American Society of Nephrology. *Clinical Practice Guideline on Shared Decision-Making in the Appropriate Initiation of Withdrawal from Dialysis,* Wash., DC: Feb. 2000.
106. Chen JH et al. Occurrence and treatment of suspected pneumonia in long-term care residents dying with advanced dementia, *JAGS* 2006;54(2):290-5.
107. van der Steen JT et al. Withholding or starting antibiotic treatment in patients with dementia and pneumonia: prediction of mortality with physician's judgment of illness severity and with specific prognostic models, *Medical Decision Making* 2005;25(2):210-21.
108. Azoulay D et al. Increasing opioid therapy and survival in a hospice, *JAGS* 2008;56(2):360-1.
109. Bottomley D, Hanks G. Subcutaneous midazolam infusion in palliative care. *Journal of Pain and Symptom Management* 1990;5:259-61.
110. Cernaianu A et al. Lorazepam and midazolam in the intensive care unit. *Critical Care Medicine* 1996;24:222-8.
111. Johanson G. Midazolam in terminal care. *Am J Hosp Pallia Care* Jan/Feb 1993: 13-14.
112. Mount B. Morphine drips, terminal sedation, and slow euthanasia: Definitions and facts, not anecdotes. *J Pallia Care* 1996;12(4):44-6.

113. National Ethics Committee, Veterans Health Administration, The ethics of palliative sedation as a therapy of last resort, *AJHPM* 2007;23(6):483-91.

114. Stephenson J. The use of sedative drugs at the end of life in a UK hospice. *Pall Medicine* 2008;22:969-70.

115. Battin M. Terminal sedation: Pulling the sheet over our eyes. *Hastings Center Report* 2008;38(5):27-30.

116. Ely JW et al. The physician's decision to use tube feedings: The role of the family, the living will, and the Cruzan decision. *JAGS* 1992;40:471-5.

117. Fusgen I, Summa JD. How much sense is there in an attempt to resuscitate an aged person? *Gerontology* 1978;24:37.

118. Blackhall LJ. Must we always use CPR? *NEJM* 1987;317:1281-4.

119. Justice C. The natural death while not eating—A type of palliative care in Banaras, India, *J Pallia Care* 1995;11(1):38-42.

120. Callahan D. *The Troubled Dream of Life*, 1993: 81.

121. Lynn J. *By No Extraordinary Means: The Choice to Forgo Life-Sustaining Food and Water.* Bloomington: Indiana University Press, 1989.

122. Stoddard, Sandol. *The Hospice Movement: A Better Way of Caring for the Dying.* New York: Random House, Inc.,1991: xii.

123. Sonnenblick M, Friedlander Y, Steinberg A. Dissociation between the wishes of terminally ill parents and decisions of their offspring. *JAGS* 1993;41:599-604.

124. Thomasma DC. Reflections on the offspring's ethical role in decisions for incompetent patients: A response to Sonnenblick, et al. (editorial), *JAGS* 1993;41:684-6.

125. Ahronheim JC. State practice variations in the use of tube feeding for nursing home residents with severe cognitive impairment. *JAGS* 2001;49:148–52.

126. Mitchell SL. Nursing home characteristics associated with tube feeding in advanced cognitive impairment, *JAGS* 2003;51:75-9.

127. Kunin J. Withholding artificial feeding from the severely demented: merciful or immoral? Contrasts between secular and Jewish perspectives. *J Med Ethics* 2003;29:208-12.

128. Clarfield AM et al. Enteral feeding in end-stage dementia: A comparison of religious, ethnic, and national differences in Canada and Israel. *J of Gerontology* 2006;61A(6):621-7.

129. Wolfson C et al. A reevaluation of the duration of survival after onset of dementia. *NEJM* 2001;344(15):1111-6.

130. Rinpoche, Sogyal. *The Tibetan Book of Living and Dying.* New York: Harper,1992:34-35.

131. Koch KA, Rodeffer HD, Wears RL. Changing patterns of terminal care management in an intensive care unit. *Crit Care Med* 1994;22:233-43.

132. Callahan, D. *The Troubled Dream of Life*, 1993:149, 151

133. Becker, Ernest. *The Denial of Death.* New York:The Free Press, 1973.

134. Singh, Kathleen Diane. *The Grace in Dying: how we are transformed spiritually as we die.* New York: HarperCollins, 1998.

135. Callahan D. Death: "The distinguished thing." *Hastings Center Report* 2005;35(6):S5-S8.

136. Rinpoche, S.*The Tibetan Book of Living and Dying*, 33.

137. Psalms 103:14-16.

138. Dunn, Hank. *Light in the Shadows: Meditations While Living with a Life-Threatening Illness, 2nd Ed.*, 2005, p. 67.

139. Frankl, Viktor. *Man's Search for Meaning,* New York: Washington Square Press,1984: 90.

140. Nuland, Sherwin B. *How We Die: Reflections on Life's Final Chapter,* New York: Alfred A. Knopf,1993: 138-139.

141. Stoddard, S. *The Hospice Movement*, 204-205.

142. Rinpoche, S.*The Tibetan Book of Living and Dying*, 95.

143. Stoddard, S. *The Hospice Movement*, 211, 225.

144. Hillesum, Etty. *An Interrupted Life and Letters from Westerbork.* New York: Henry Holt & Co., 1981: 155.

145. Niebuhr, Reinhold. "The Serenity Prayer" (1934), quoted in *Familiar Quotations, 16th Edition*, edited by John Bartlett, Justin Kaplan, Boston: Little, Brown and Company, 1992: 684.

146. Quoted in: Petersen, David. Where the Phantoms Brood and Mourn. *Backpacker*, 1993;21:40-48.

147. Siegel, Bernie (interview). *Laughing Matters.* 1990;6(4):127-39.